PROF. DR. MED. BERND KLEINE-GUNK

Warum
ABSTINENZ
die Gesundheit gefährdet
und
SEX
vor Krebs schützt

INHALT

Stress und Entspannung 102

Warum Sie sich ruhig häufiger mal locker
machen können, aber Stress auf keinen Fall
vermeiden sollten

Geist und Gehirn 122

Warum nicht alles schlechter wird und Sie
unbedingt häufiger mal unter die Leute
gehen sollten

Leben und Tod 140

Warum Ruhestand ein Verbrechen ist,
Goethe gut war und die Unsterblichkeit
nicht ewig dauert

VORWORT

Wie Sie gesund alt werden und dabei sogar noch Spaß haben können

Einer weitverbreiteten Vorstellung entsprechend bedeutet Anti-Aging-Medizin, dass einem der Arzt alles verbietet, was Spaß macht und schmeckt. Als Folge wird man zwar 100 Jahre alt, weiß dann allerdings nicht, wie man seinen Geburtstag feiern soll.

Viele der einschlägigen Anti-Aging-Ratgeber bestätigen dieses Klischee. Die Handlungsanweisungen für die angehenden Hundertjährigen sind dabei immer die gleichen: Nicht rauchen, keinen Alkohol trinken, weniger essen, die Sonne meiden. Stattdessen lautet das Rezept für eine möglichst lange Restlebenszeit »Turne bis zur Urne, Fasten ohne Rasten«.

Es gibt Leute, denen macht so etwas Spaß. Es gibt aber auch Menschen, die winken angesichts derartiger Perspektiven gelangweilt ab. Sie vertreten eher den Standpunkt: Macht euren Hundertjahresplan mal ohne mich. Ich genieße lieber mein Leben.

Die Hinweise verdichten sich, dass die zweite Gruppe mit ihrer Einstellung gar nicht so falsch liegt. Es könnte sogar sein, dass deren Vertreter nicht nur besser, sondern auch länger leben. Denn ganz offensichtlich sind es nicht unbedingt die verknöcherten Gesundheitsapostel, denen als Belohnung für ihr asketisches Dasein

ein Methusalemalter winkt. Die sinnenfrohen Genussmenschen dürfen sich nach neueren Studien ebenfalls Hoffnungen machen. Ihr Lebensstil wird immer mehr zu einem Rollenmodell für erfolgreiches Altern.

Zu viel »Schonung« kostet Lebensjahre

Was berechtigt uns zu einer solchen Aussage? Es ist vor allem die Abkehr von einem allzu simplen und mechanistischen Bild unseres Körpers. Im Gegensatz zu einer lange verbreiteten Vorstellung ist unser Körper eben keine Maschine, die sich allmählich abnutzt und verschleißt und von der man, um ihre Lebensdauer zu erhöhen, alle schädigenden Einflüsse möglichst fernhalten muss. Unser Organismus ist vielmehr ein überaus dynamisches biologisches System, das auf ganz beachtliche Weise in der Lage ist, auf Belastungen, Stress und Schädigungen aller Art höchst flexibel zu reagieren.

Mehr noch: Wir brauchen derartige Belastungen sogar, um unsere Gesundheit zu erhalten, um unsere Fitness zu trainieren und um uns körperlich und geistig weiterzuentwickeln. Maschinen mögen länger halten, wenn sie wenig benutzt werden oder gleichmäßig im Schongang laufen. Wir nicht. Wir profitieren am meisten, wenn wir immer mal wieder voll aufdrehen. Wir brauchen nicht nur Ruhe, wir brauchen auch Stress. Wir müssen uns nicht immer nur mäßigen, wir dürfen auch gelegentlich über die Stränge schlagen. Die maßlosen Appelle zur Mäßigung sind daher wenig zielführend. Wer nicht genießt, wird nicht nur ungenießbar – er hat auch die falsche Altersstrategie.

Die Genussmenschen setzen da offensichtlich auf das wesentlich bessere Programm. Was sie lange Zeit mit schlechtem Gewissen praktiziert haben, erweist sich immer mehr als der Königsweg zur Langlebigkeit.

Harmonie heißt: Bewegung und ständige Veränderung

Dass Genießer länger leben, klingt ja fast zu schön, um wahr zu sein. Denn widerspricht es nicht all jenen philosophischen und medizinischen Auffassungen, die gerade in der Mäßigung, der Ausgeglichenheit und der Harmonie den Schlüssel zu einem gelungenen und gesunden Leben sehen?

Nein, überhaupt nicht. Denn Ausgeglichenheit und Harmonie entstehen ja nicht dadurch, dass wir uns ständig nur auf einem »gesunden Mittelweg« bewegen. Wir sollten lieber versuchen, mit dem hin und her schwingenden Wechsel zu leben. *Go with the flow.*

Harmonie bedeutet nicht die Nivellierung von Gegensätzen. Die Kunst ist vielmehr, diese Gegensätze kreativ auszubalancieren.

Nichts versinnbildlicht dieses Konzept von Harmonie besser als das berühmte Yin-Yang-Symbol des chinesischen Taoismus. Ausgeglichenheit entsteht dabei durch die Vereinigung von Gegensätzlichem. Schwarz und Weiß, Tag und Nacht, Bewegung und Ruhe, Männlich und Weiblich – beides gehört zusammen und beides greift sogar ineinander über. Aber die Gegensätze nivellieren einander nicht. Sonst wäre das Resultat ein tristes Grau.

Die alte Weisheit des Ostens wird durch die neuen Erkenntnisse der Medizin in erstaunlicher Weise bestätigt. Konkret besagen die Folgendes: Gesundheit stellt sich nicht ein durch das rigide Befolgen eines gleichförmigen Lebensstils. Gesundheit entsteht vielmehr durch das Ausbalancieren gegensätzlicher Pole. Das Leben ist keine Gerade. Es ist eine Sinuskurve.

Spazieren Sie auf dem Boulevard der Möglichkeiten, die das Leben bietet

Obiger Erkenntnis ist der vorliegende Ratgeber verpflichtet. Speziell für Genussmenschen enthält er einige ebenso erstaunliche wie erfreuliche Neuigkeiten aus der Welt der Anti-Aging-Medizin. Der Weg zu einem langen Leben in guter Gesundheit ist nicht der schmale Pfad der Askese. Es ist ein breiter Boulevard der Möglichkeiten, an dessen beiden Seiten viele aufregende Entdeckungen auf uns warten. Lassen Sie uns diesen Weg gemeinsam gehen.

Wohl denen, die das Leben genießen – denn sie haben recht!

Prof. Dr. med. Bernd Kleine-Gunk,
Präsident der Deutschen Gesellschaft für
Prävention und Anti-Aging-Medizin (GSAAM)

Essen und Trinken

Warum Essen keine Religion und Abstinenz ein Gesundheitsrisiko ist

Eine gesunde Ernährung ist der Top-garant für ein langes Leben. So weit herrscht Einigkeit. Mit der ist es allerdings schnell vorbei, wenn es darum geht zu definieren: Was ist denn eigentlich eine gesunde Ernährung? Da gibt es nicht erst seit der Erfindung des Smoothiemixers höchst unterschiedliche Ansichten.

EINMAL MIT ALLEM, BITTE!

> »*Wenn man die Wahl hat zwischen*
> *Austern und Champagner, so pflegt man sich*
> *in der Regel für beides zu entscheiden.*«
>
> THEODOR FONTANE

Über die Frage, welche Ernährung denn nun die gesündeste ist, werden inzwischen regelrechte Glaubenskriege geführt. In einer Zeit, in der althergebrachte Ideologien und traditionelle Religionen zunehmend an Einfluss verlieren, wird die Definition der persönlichen Ernährungsweise immer mehr zu einem Glaubensbekenntnis. Wie bei jedem Glauben spielen die Fakten dabei zumeist eine untergeordnete Rolle.

Ich esse, also bin ich? Das scheint aus heutiger Sicht nicht mehr ganz so einfach zu sein. Über das Was & Wie wird heiß diskutiert.

Wichtig ist vor allem das Gefühl, auf der richtigen Seite zu stehen. Der bessere Esser wird da auch gleich zum besseren Menschen und er hat meist eine große Gruppe von Gleichgesinnten hinter sich. Wer sich dagegen »falsch« ernährt, sieht sich zunehmend moralischen Vorhaltungen ausgesetzt. Die Vertreter der anderen Glaubensrichtungen kennen da nur wenig Spaß. Man kann auch ohne Laktose intolerant sein.

IST, WER KEIN TIER ISST,
EIN BESSERER MENSCH?

Schauen wir uns die wortführenden Akteure des ernährungsphilosophischen Glaubenskrieges einmal ein wenig genauer an. Da gibt es auf der einen Seite die wachsende Gruppe der Vegetarier. Für sie bedeutet der Verzicht auf Fleisch nicht nur ein besseres Gewissen, sondern nach ihrer Überzeugung auch eine bessere Gesundheit. Innerhalb dieser Gruppe gibt es allerdings deutliche Abstufungen. Flexitarier gönnen sich als »Teilzeitvegetarier« gelegentlich auch mal ein Steak. Sie achten dabei allerdings darauf, dass dieses möglichst vom Bio-Weiderind, vom Freiland-Apfelschwein oder vom glücklichen Zweitnutzungshuhn stammt. Das ist zwar teurer, dafür hat das Fleisch aber auch einen höheren Anteil an den – tatsächlich sehr wichtigen – Omega-3-Fettsäuren und ist damit besser für die Gesundheit. Besser für das Rind und besser für das männliche Küken ist es auch.

Nicht Fisch, nicht Fleisch … ja, aber was denn dann?

Pescetarier verzichten auf Fleisch von Landtieren, essen aber mit durchaus gutem Gewissen Fisch und Meeresfrüchte. Das beschert ihnen von der Fraktion konsequenter Vegetarier immer wieder den Vorwurf, es mit dem Schutz tierischen Lebens nicht ganz so ernst zu meinen. Dafür können Pescetarier auf eine Reihe von Studien verweisen, wonach ihre Ernährungsweise tatsächlich zu den gesündesten zählt.[1] Immer vorausgesetzt, wir reden hier nicht von fettig-heißem Backfisch in der Semmel mit ordentlich Mayo.

Die reine Lehre des absoluten Verzichts auf tierische Produkte vertreten Veganer. Bei ihnen sind auch Milch, Eier und meist auch Honig vom Speiseplan gestrichen, weil dafür ja Tiere arbeiten und dabei oft leiden müssen. Bezüglich der Versorgung mit Eiweiß und bestimmten Mikronährstoffen wird es da häufig schon mal ein wenig eng. Viele Veganer nehmen daher Nahrungssupplemente ein. Da kann man sich schon die Frage stellen, wie natürlich eine Ernährung ist, die man durch Zusatzstoffe aus der Apotheke ergänzen muss. Aber wir wollen da jetzt auch nicht kleinlich sein.

Verbotene Früchte

Immer wenn man denkt, das war's so weit, kommt jemand und setzt noch einen drauf: Frutarier lehnen es auch ab, Pflanzen zu essen, die dafür bei der Ernte sterben. Dass zum Beispiel eine Karotte ihr gemütliches unterirdisches Dasein beenden muss, nur damit ein Mensch mit ihr seinen Hunger stillt – mit Frutariern nicht zu machen. Sie ernähren sich fast ausschließlich von Früchten, die auf natürliche Weise vom Baum oder Strauch gefallen sind. Als Mediziner, der seinen Beruf ja auch unter juristischen Aspekten ausüben muss, stellt man sich da natürlich die Frage, ob Schütteln am Baum in den Bereich der assistierten Sterbehilfe fällt.

Wie auch immer – für uns Genussmenschen hat die frutarische Lebensweise dies und das zu bieten, aber irgendwie fehlt einem doch was – zum Beispiel die Zeit, um erlaubte Früchte zusammenzutragen (und die geretteten Samen von Apfel und Tomate einzupflanzen …).

Und was ist da jetzt dran?

Genuss hin oder her, es gilt trotzdem die Frage zu klären: Lebt man fleischlos tatsächlich gesünder? Viele Studien, auf die Vegetarier immer wieder gerne hinweisen, legen dies nahe.[2] Vegetarier haben statistisch gesehen eine durchschnittlich drei bis vier Jahre höhere Lebenserwartung. Kritiker dieser Studien wenden allerdings ein, dass dies zwar richtig sei, jedoch nichts mit dem Verzicht auf Fleisch zu tun habe. Vielmehr seien die folgenden Tatsachen dafür verantwortlich:

◇ Vegetarier sind im Allgemeinen **sehr gesundheitsbewusste Menschen**. Das bedeutet: Sie rauchen selten, trinken nur moderat Alkohol und betreiben regelmäßig Sport.

◇ Viele gehören zu den **gebildeteren und auch finanziell bessergestellten** Bevölkerungsschichten, die sich nachweislich gesünder und bewusster ernähren.

◇ Die meisten unter ihnen sind **Frauen**, diese haben generell und aus verschiedenen Gründen eine höhere Lebenserwartung.

Das alles sind wesentliche Faktoren, welche die Lebenserwartung schon an sich erhöhen. Der Verzicht auf Fleisch spielt da nur noch eine untergeordnete Rolle. Im Übrigen zeigen die Studien auch, dass die höchste Lebenserwartung die »moderaten Vegetarier« haben, also die Flexitarier, die ja gelegentlich doch mal Fleisch essen.[3] Abgesehen von gesundheitlichen Aspekten gibt es natürlich noch weitere Gründe, zum Vegetarier zu werden.

DES EINEN LUST, DES ANDEREN LEID

Wer einmal eine Fernsehreportage über die industrielle Massentierhaltung und die entsprechenden Tiertransporte gesehen hat, dem vergeht in der Tat der Appetit auf das handelsübliche Schnitzel. Mögliche Alternative: ein bisschen mehr Geld für Fleisch aus artgerechter Tierhaltung und Fisch aus schonendem Wildfang ausgeben und dem Tier, sich selbst und der Natur etwas Gutes tun!

Von Kühen, Katzen und Menschen

Ethische Fragen sollte man nicht mit zweifelhaften biologischen Mutmaßungen zu beantworten versuchen. Das von Vegetariern immer wieder vorgebrachte Argument, wonach der Mensch von Natur aus gar kein Fleischesser (gerne fällt auch der Begriff »Aasfresser«) sei, ist schlichtweg falsch. Auf welche Nahrung ein Lebewesen programmiert ist, lässt sich bei Säugetieren relativ einfach anhand des Gebisses erkennen. Eine Kuh zum Beispiel frisst nur Gras und hat dementsprechend ausschließlich Mahlzähne in ihrem Maul. Ein Löwe ist ein reiner Fleischfresser. Sein Gebiss besteht im Wesentlichen aus Reiß- und Schneidezähnen. Das menschliche Gebiss hat im vorderen Bereich eine Reihe von Schneidezähnen, unsere Eckzähne sind rudimentäre Reißzähne, im hinteren Bereich schließen sich dann die Mahlzähne an. Das ist ein typisches Allesfressergebiss. Und in der Tat hat es wohl nicht unwesentlich zum evolutionären Erfolg der Art Homo sapiens beigetragen, dass wir sehr viele unterschiedliche Nahrungsquellen (pflanzliche und tierische) für uns nutzen können.

ESSEN WIE IM NEOLITHIKUM

Bei der Evolution setzt eine aktuelle Ernährungslehre an, die in den letzten Jahren vor allem im Bereich der Anti-Aging-Medizin zunehmende Bedeutung gewonnen hat.

Die sogenannte Paleo-Ernährung (eigentlich: Paläo-…) empfiehlt uns ein Zurück in die Steinzeit. Zumindest was das Essen angeht. Nicht ohne eine gewisse Logik argumentieren die Anhänger des Fred-Feuerstein-Futters, dass der Homo sapiens seit rund 200 000 Jahren mit einer weitgehend unveränderten genetischen Grundausstattung herumläuft. 190 000 Jahre lang tat er dies als Jäger und Sammler. Genetisch programmiert sind wir also immer noch auf die Kost unserer allerersten Vorfahren. Und darauf, so die Schlussfolgerung der Paleo-Protagonisten, sollte die moderne Ernährung gefälligst Rücksicht nehmen.

Steak, Keule, Rippchen und Co. kommen wieder reichlich auf den Teller, dazu Obst (vor allem Beeren), Nüsse, Kräuter und Wurzelgemüse. Tabu ist alles, was der Mensch erst seit etwa 10 000 Jahren kultiviert, als er anfing, sich als Ackerbauer und Viehzüchter zu betätigen. Getreide und Milch haben also nichts mehr auf dem Speiseplan zu suchen. Was der Steinzeitmensch nicht kannte, das isst der Paleo-Diätetiker nicht.

»LAKTOSEFREI UND OHNE KEKS!«

Die Nouvelle Cuisine aus dem Neandertal verspricht uns nicht nur ein langes Leben bei bester Gesundheit. Man glaubt auch, damit die Lösung für das Problem der zunehmenden Nahrungsmittelunverträglichkeiten gefunden zu haben. Die sind in den letzten Jahren nämlich so etwas wie eine Modeerscheinung geworden.

Medizinisch gibt es ohne jeden Zweifel klar definierte Krankheitsbilder, die auf solchen Unverträglichkeiten beruhen. Ein klassisches Beispiel ist die Zöliakie. Hierbei reagiert der Darm auf das in Getreide vorkommende Klebereiweiß Gluten mit chronischen Entzündungen. Die Betroffenen leiden zum Teil unter schweren Symptomen und müssen ihr Leben lang eine glutenfreie Diät einhalten. Nun ist die Zöliakie allerdings glücklicherweise ein sehr seltenes Krankheitsbild. Weltweit erkrankt daran ein Mensch von 3000. Legt man die im Rahmen großer Vorsorgeuntersuchungen erhobenen Zahlen zugrunde, bei denen auch Menschen mit sehr geringen Beschwerden miterfasst werden, kommt man auf eine Häufigkeit von 1:500.

Dass plötzlich jeder Fünfte auf Getreide verzichten soll, ist ein ganz erstaunliches Phänomen.

Da ist man als Ernährungsmediziner dann doch ein bisschen erstaunt, wenn innerhalb weniger Jahre der Prozentsatz der Bevölkerung, der angeblich an einer Glutenunverträglichkeit leidet, auf bis zu 20 Prozent anwächst und in den Supermarktregalen die überwiegend leicht fade schmeckenden und noch dazu vergleichsweise hochpreisigen glutenfreien Produkte zu Verkaufsschlagern werden, ob Buchweizenbrötchen, Backmischungen oder fröhlich bunte Hirsenudeln. 5000 Jahre lang haben sich Menschen in Europa im Wesentlichen von Brot ernährt. Plötzlich hat jeder Fünfte eine Glutenunverträglichkeit. Die Ernährungswelt ist voller Wunder.

SIND HOSTIEN GEFÄHRLICHER ALS DER TEUFEL?

Das neue Leiden »Glutenunverträglichkeit« stellt nicht nur Ärzte und Ernährungsberater vor knifflige Fragen. Sie beeinflusst inzwischen sogar das Seelenheil einiger gläubiger Mitmenschen. Zumindest nach katholischem Kirchenrecht müssen nämlich Hostien aus Weizen bestehen und enthalten somit immer auch Spuren an Gluten. So mancher Nahrungsmittelsensible traut sich daher nicht mehr zur Kommunion. Nun hätte die katholische Kirche sicherlich nicht zweitausend Jahre einer höchst wechselhaften Geschichte überdauert, wenn sie nicht auch für dieses Problem eine kreative Lösung bereit hätte: Glücklicherweise hat Jesus Christus bei der Eucharistie nicht nur sein Fleisch in glutenhaltiges Brot, sondern auch sein Blut in Wein verwandelt. Diese Tatsache ermöglicht eine wunderbare Lösung des Problems. Glutenunverträgliche Katholiken dürfen – nach Absprache – bei der Kommunion statt der Hostie einen Schluck des geweihten Weins zu sich nehmen. Das Seelenheil ist somit gerettet und unter dem Aspekt der körperlichen Gesundheit – wir kommen darauf noch zu sprechen – ist es sowieso die bessere Lösung.

IDEAL, NORMAL
ODER GANZ EGAL?

»Alle kräftigen Menschen lieben das Leben.«
HEINRICH HEINE

Wer denkt, Glaubenskriege um das Thema Essen würden nur in Illustrierten, Gesundheitsratgebern und von besorgten Laien am heimischen Küchentisch geführt, der irrt. Auch in der wissenschaftlichen Ernährungsmedizin liefert man sich Auseinandersetzungen, die häufig mit beinahe religiöser Inbrunst ausgetragen werden.

LOW FAT UND LOW CARB

Ein Klassiker ist die noch nicht ausgestandene Schlacht zwischen der Low-Fat- und der Low-Carb-Fraktion. Viele Jahre war die offizielle Doktrin der Deutschen Gesellschaft für Ernährung (DGE), dass für das grassierende Übergewicht in Deutschland und die Folgekrankheiten in erster Linie der hohe Fettkonsum verantwortlich sei. Eifrig wurde nach fettarmen Alternativen gesucht.

So sollte etwa dem wundervoll üppigen französischen Camembert der fast fettfreie Harzer Käse vorgezogen werden. Schokolade galt ebenfalls pauschal als Dickmacher. Aber nicht, weil sie süß ist, also Kohlenhydrate enthält, sondern weil sie einen hohen Fettanteil hat. Als Alternative zu dem edlen Kakaoprodukt wurde daher allen Ernstes der Konsum von Gummibärchen empfohlen. Diese gehören in der Tat zu den wenigen völlig fettfreien Süßigkeiten. Irgendwann stellte sich dann allerdings heraus, dass diejenigen, die abends vor dem Fernseher eine Tüte Gummibärchen verputzten, auch nicht so richtig schlank wurden. Ganz ähnlich ging es denjenigen Konsumenten, die auf einen Marketingtrick der Lebensmittelindustrie hereinfielen. »Du darfst« alles essen, solange es nur fettreduziert ist – das klang verlockend, funktionierte aber ebenfalls nicht. Im Übrigen will man sich ja auch nicht von jeder Firma einfach frech duzen lassen.

> *Harzer Roller mag ja im Biergarten zu Brezel und Gürkchen schmecken, aber passt er auch zum Gläschen Wein am späten Abend?*

DAS FETTFREIE MINERALWASSER!

In den USA kennt man das Böse in der Welt ja genau. In den 1990er-Jahren war in Sachen Ernährung klar: Der Feind ist das Fett. Wo immer sich in Nahrungsmitteln Fett reduzieren ließ, wurde dies getan. Wo das nicht möglich war, machte man es trotzdem. Noch heute ist mir von einem Kongressbesuch Ende der 90er-Jahre die Aufschrift einer Flasche Mineralwasser in Erinnerung: »100 percent cholesterol free.« Meines Wissens hatte es auch zuvor niemals Mineralwasser mit nennenswertem Fettanteil gegeben. Inzwischen gibt es diese Aufschrift nicht mehr: Mineralwasser ist heute laut Etikett vegan.

Zum allmählichen Umdenken und zur Abkehr von der Low-Fat-Ideologie führte vor allem eine Beobachtung aus den Vereinigten Staaten. Statistisch lässt sich nachweisen, dass der Pro-Kopf-Verbrauch von Nahrungsfetten in der amerikanischen Bevölkerung während der letzten 25 Jahre kontinuierlich zurückgegangen ist. Nur dünner sind die Amerikaner dadurch nicht geworden. Im Gegenteil: Das Übergewicht nahm immer weiter zu. Die Weltgesundheitsorganisation (WHO) spricht inzwischen von einer regelrechten Adipositasepidemie.

Das amerikanische Paradoxon hat zu einem nachhaltigen Umdenken darüber geführt, was uns dick macht.

Das Phänomen »Immer mehr Übergewichtige bei gleichzeitiger Reduktion der Nahrungsfette« ist inzwischen als amerikanisches Paradoxon ein fester Begriff in der Ernährungsmedizin.[4]

Neue Feinde braucht das Land

Plötzlich gerieten nun doch die Kohlenhydrate, also die Zucker, unter Verdacht. Dazu trug nicht zuletzt auch ein besseres Verständnis der hormonellen Zusammenhänge bei der Gewichtszunahme bei. Kohlenhydrate erhöhen nämlich die Insulinspiegel. Insulin ist ein Hormon der Bauchspeicheldrüse und dafür verantwortlich, den Blutzucker in die Körperzellen zu transportieren. Logisch also, dass es bei Zuckerkonsum vermehrt ausgeschüttet wird. Ist es dauerhaft erhöht, stumpfen allerdings die Rezeptoren an den Zellen allmählich für das Insulin ab. Die Folge ist eine sogenannte Insulinresistenz.

Insulinresistenz ist inzwischen als die eigentliche Ursache einer Vielzahl von Stoffwechselerkrankungen erkannt. Zusammengefasst werden diese Erkrankungen unter dem Begriff des metabolischen Syndroms. Bluthochdruck, Typ-2-Diabetes oder extremes Übergewicht haben also eine gemeinsame Ursache: dauerhaft erhöhte Insulinspiegel mit einer zunehmenden Insulinresistenz. Und für diese erhöhten Insulinspiegel ist vor allem der hohe Zuckerkonsum verantwortlich. Fette haben auf das Insulin so gut wie keinen Einfluss. Eiweiße auch nicht.

Es kam, was kommen musste. Auf die Low-Fat-folgte die Low-Carb-Welle. Ab jetzt waren Kohlenhydrate der Feind, den es zu meiden galt. Aber auch hier muss man sich vor allzu einseitigen Empfehlungen hüten. Der alleinige Verzicht auf Zucker macht auch nicht schlank. Unser Körper hat nämlich die Fähigkeit, Fette und Eiweiße in Zucker umzubauen, wenn ihm dieser fehlt. Zunächst einmal ist also eine Kalorie eine Kalorie – basta. Egal in welcher Form man sie zuführt.

Führt man mehr Kalorien zu, als der Körper verbraucht, entsteht eine positive kalorische Bilanz.

Bei einer positiven Energiebilanz fängt der Organismus an, die überzähligen Kalorien für künftige Notzeiten im Fettgewebe zu speichern. Anders ausgedrückt: Wir werden dick. Eigentlich nicht schwer zu verstehen. Weil die Notzeiten heute eher selten sind, bleiben wir dann auch meistens dick. Oder werden es noch mehr.

Ab wann wir zu dick sind, bestimmt seit mehr als zwei Jahrzehnten der sogenannte Body-Mass-Index (BMI, siehe Infokasten rechte Seite).

WAS LANGE SCHMECKT, WIRD ENDLICH SPECK

Lange bestand Einigkeit, dass das Idealgewicht im Bereich des unteren Normalgewichtes, also bei einem BMI von 20 bis 22, anzusiedeln sei. Extremes Untergewicht, wie bei manchen Essstörungen, ist zweifellos nicht gesund. Im Bereich des Normalgewichts (BMI von 19 bis 25) galt dagegen: Je schlanker, desto besser. Für Genussmenschen war das immer schon eine eher unfrohe Botschaft. Wer gut und gerne isst, legt im Laufe der Jahre gern mal das eine oder andere Kilo zu. Der Kampf gegen das Hüftgold wird zur lebenslangen Herausforderung, die zu unterschiedlichen Strategien anregt. Meist siegt das Hüftgold.

WANN IST DICK ZU DICK?

Der Body-Mass-Index (BMI) lässt sich nach der Formel »Körpergewicht in Kilogramm geteilt durch Körpergröße in Metern zum Quadrat« ausrechnen.

Klar definiert ist, wer zu dick ist: Ab einem BMI von 25 beginnt Übergewicht, ab 30 Adipositas. Das furchtbare deutsche Wort dafür: Fettsucht. Spätestens jetzt beginnt die Gesundheit zu leiden.

Es gibt weitere Formeln: Waist-to-Hip-Ratio, Waist-to-Height-Ratio, Bauchumfang. Genug gerechnet: Zwickt die Hose, heißt es ehrlich zu sich sein.

Ein paar Reserven schaden nicht

Die frohe Botschaft der letzten Jahre lautet: Ein wenig Hüftgold ist offenbar nicht so schlimm. Neuere Studien zeigen deutlich, dass in der Generation 50+ nicht diejenigen die höchste Lebenserwartung haben, die den niedrigsten BMI aufweisen, sondern dass ein wenig Übergewicht, mit einem BMI von 25 bis 27, die Lebenserwartung sogar steigen lässt.[5] Über die Gründe wird noch spekuliert. Am Anfang überwog die Skepsis. Waren die entsprechenden Studien vielleicht durch andere Einflussfaktoren verfälscht worden? Menschen mit chronischen Erkrankungen oder auch starke Raucher sind häufig untergewichtig. Haben sie vielleicht die Lebenserwartung in der Gruppe mit den niedrigen BMI verfälscht? Aber auch dann, wenn man diese Bevölkerungsgruppen aus der Auswertung herausnimmt, bleibt der Effekt erhalten.

Wer in der zweiten Lebenshälfte ein bisschen mehr auf den Rippen hat, lebt länger.

Der Schlüsselbegriff in Sachen Extragewicht lautet »ein bisschen«. Adipositas, also ein BMI über 30, ist auch weiterhin ein klares Gesundheitsrisiko. Ein paar Kilo über der Norm brauchen dagegen niemanden zu stören. Sie gelten inzwischen als präventive Maßnahme. Der Grund liegt wohl vor allem darin, dass ältere Menschen im Krankheitsfall davon profitieren, wenn ihr Körper ein paar Reserven gespeichert hat, auf die er zurückgreifen kann. Das soll nun nicht die Lizenz zum Futtern sein. Aber es ist doch eine beruhigende Nachricht für alle, die gut und gerne essen. Wir dürfen den Gürtel wieder *ein bisschen* weiter schnallen.

WAS SOLLEN WIR ESSEN,
SIEBEN TAGE LANG?

Die Tatsache, dass FdH (Friss die Hälfte) vorbei ist, mag beruhigen. Damit ist allerdings noch nicht die Frage geklärt, was wir denn nun essen sollen. Beziehungsweise was nicht. Wenn wir einfach mal versuchen, eine Art kleinsten gemeinsamen Nenner für gesundes Essen zu definieren, kristallisieren sich drei Punkte heraus:

◇ **Reduzieren Sie Zucker.** Er treibt den Insulinspiegel hoch und er verklebt Eiweiße. Darüber hinaus ist er die Hauptenergiequelle für Krebszellen. Diabetes ist eine Zuckerkrankheit. Altern ist es auch.

◇ **Wählen Sie die richtigen Fette.** Dass Omega-3-Fettsäuren das Herzinfarktrisiko senken und auch sonst gesund sind, hat sich herumgesprochen. Ebenso der Nutzen einiger einfach ungesättigter Fettsäuren, wie sie etwa im Olivenöl vorkommen. Die Devise heißt also: Selektion statt Reduktion.

◇ **Essen Sie Ihr Gemüse auf.** Gemüse und Obst liefern Vitamine und vor allem: zahllose sekundäre Pflanzenstoffe. Gemüse hat dabei gegenüber Obst einen klaren Vorteil. Obst enthält zumeist viel Fruktose, also Fruchtzucker. Der geht genauso schnell ins Blut wie Haushaltszucker. Im Gemüse sind die Kohlenhydrate meist komplexer und müssen erst vom Körper langsam aufgespalten werden. Das führt zu ausgewogeneren Blutzuckerspiegeln. Außerdem enthält Gemüse mehr Ballaststoffe. Gemüse ist das intelligentere Obst.

Was sagt denn Ihr Bauch?

Denken Sie beim Essen nicht immer nur an Ihre Gesundheit. Nach der Anorexia nervosa, also der krankhaften Magersucht, etabliert sich seit einigen Jahren eine neue Essstörung: die Orthorexia nervosa. Dabei wird nur noch gegessen, was angeblich gesund ist. Wenn man die einschlägige Ratgeberliteratur ernst nimmt, bleibt da nicht mehr viel übrig. Der Weg von der Orthorexie in die Anorexie ist vorgezeichnet.

Deshalb also hier der beherzte Ratschlag: Hören Sie statt auf die diversen Gesundheitsberater gelegentlich lieber auf Ihren Bauch und essen Sie einfach mal das, was Ihnen schmeckt. Selbst wenn es ungesund ist.

Essen ist nicht nur Nahrungsaufnahme zur Gesundheitsprävention – es ist auch Genuss. Geht der Genuss verloren, dann leiden Lebensqualität und Lebensfreude.

Ein weiterer Aspekt kommt hinzu. Wie bereits im Vorwort erwähnt, ist unser Körper eine ziemlich robuste biologische Maschine. Unter normalen Umständen hält sie eine Menge aus. Doch nicht nur das: Der Körper benötigt sogar ein gewisses Maß an Belastungen und Stressreizen, um optimal zu funktionieren.

Lebensfreude – das haben Studien belegt – wirkt ihrerseits lebensverlängernd.

Das werden wir im Verlauf dieses Buches noch öfter sehen. Für die Ernährung bedeutet es: Setzen Sie sich nicht selbst auf Krankenhausschonkost, bevor Ihr Arzt das tut. Das Leben ist ja meist so schon fade genug. Das muss sich nicht auf dem Teller fortsetzen. Also nochmals: Essen ist kein Religionsersatz. Und eine Currywurst ist keine Todsünde.

DAS NEUE SUPERFOOD: AB UND ZU EIN HÄPPCHEN NICHTS

Abschließend gilt es noch ein derzeit intensiv diskutiertes Thema zu behandeln, das vor allem im Zusammenhang mit dem Altern von großer Bedeutung ist. Wir reden hier von den Vorteilen des Nichtessens, genauer gesagt: der Kalorienrestriktion im Rahmen eines Wechsels von Essen und Fastenphasen.

Offensichtlich handelt es sich dabei um eine jener früh entstandenen Überlebensstrategien, die so erfolgreich waren, dass sie evolutionär konserviert, also für jede neue Spezies übernommen wurden.

KURZZEITFASTEN, LANGZEITLEBEN

Die Erkenntnisse zur Kalorienrestriktion gehen zurück bis in die 1930er-Jahre. Damals setzte der amerikanische Ernährungswissenschaftler Clive McCay die Ratten in seinem Labor auf eine systematische Hungerdiät. Der Effekt war verblüffend. Bekamen die Nager etwa 30 Prozent weniger Nahrung, so stieg ihre Lebenserwartung um etwa 50 Prozent.

Ähnliche Versuche wurden seitdem auch bei allen möglichen anderen Spezies durchgeführt – vom Fadenwurm (den finden Sie übrigens auf Seite 58 wieder) bis hin zum Rhesusaffen. Das Ergebnis war immer das gleiche: Weniger essen heißt länger leben.

Der Effekt ist bei primitiven Organismen zwar ausgeprägter als bei hochentwickelten Wirbeltieren. Nachweisbar ist er aber immer.[6]

Boxenstopp bei den Sirtuinen

Der amerikanische Forscher David Sinclair von der Harvard-Universität hat die lebensverlängernde Wirkung der Kalorienrestriktion entschlüsselt. Hungern ist ein Stressreiz für den Organismus. Als Antwort darauf werden spezielle Enzyme aktiviert, die sogenannten Sirtuine. Die machen vor allem zwei Dinge: Sie reparieren Schäden an unserem Erbgut, der DNA, und sie entsorgen den molekularen Abfall, der sich im Laufe der Zeit in unseren Zellen ansammelt. Zusammen wirkt das wie eine Mischung aus Reparaturdienst und großem Hausputz. Die einzelnen Zellen und der gesamte Organismus werden wieder fit gemacht für die Zeit, in der genügend Nahrung zur Verfügung steht und das Leben wieder richtig losgeht.[7]

HEILSAME STRESSREIZE

Kalorienrestriktion lässt sich unterschiedlich praktizieren. In Japan gibt es das Konzept Hara Hachi Bu, was so viel heißt wie: Iss nur so viel, dass du dich zu 80 Prozent voll fühlst. Eine andere Form ist das Dinner-Cancelling: Ab 17 Uhr wird nichts mehr gegessen. Dadurch wird die Nacht zur kurzen Fastenzeit gemacht. Besonders wirksam scheint das intermittierende Fasten zu sein, bei dem zum Beispiel an zwei Tagen pro Woche eine kleine Fastenperiode eingelegt wird. Der Vorteil: Hierdurch wird immer wieder ein neuer kleiner Stressreiz gesetzt, es findet keine Gewöhnung des Stoffwechsels statt.

Eine Mogelpackung?

Nun höre ich mit meinem geistigen Ohr bereits Ihre Kritik: »Erst verspricht er uns ein Anti-Aging-Programm für Genussmenschen. Jetzt hält er doch wieder eine Fastenpredigt. Immer das Gleiche mit den Anti-Aging-Gurus.«

Ganz so einfach ist es allerdings nicht. In einem Buch, in dem es um gesundes Altern geht, darf man die derzeit wirksamste bekannte Maßnahme zur Lebensverlängerung einfach nicht verschweigen. Ich gebe zu: Es wäre charmanter, wenn der Königsweg zur Lebensverlängerung der tägliche Konsum von Mousse au chocolat oder einem großen Camembertbaguette wäre.

Kurzzeitfasten heißt ja gerade nicht, dass Sie für immer auf all die schönen Sachen verzichten müssen.

Kalorienrestriktion klingt in den Ohren von Genussmenschen zunächst einmal wie eine Gabel, die auf dem (leeren) Teller quietscht. Das muss sie aber nicht, wenn wir den Begriff Genuss nicht allzu sehr einengen.

Reizvolle Kontraste

Genussmensch zu sein bedeutet nicht, jeden Tag Silvester zu feiern. Schon der griechische Urvater der Hedonisten, der Philosoph Epikur, wurde von seinen Zeitgenossen diesbezüglich missverstanden. Sein »Carpe Diem« (Pflücke den Tag) bedeutet nicht die ständige Jagd nach oberflächlichen Vergnügungen. Immer nur Pommes und Disco kann auf Dauer ja auch auf die Nerven gehen. Der antike Hedonismus setzte eher darauf, die Genussfähigkeit zu steigern, als darauf, die Genüsse zu übersteigern.

BITTERSÜSS

In China hat man die Kontrastierung zu einem Charakteristikum der weltberühmten Kochkunst gemacht. Bei uns ist vor allem der Gegensatz »süß-sauer« bekannt. In China schätzt man vor allem bitter-süße Gerichte. Nach bitter kommt süß und das schmeckt dann umso süßer.

Dafür eignet sich durchaus das Mittel der Kontrastierung. Das heißt: Viele Genüsse entfalten sich intensiver, wenn ihnen ein gewisser Mangel vorangeht.

Der erste Schluck eines kalten Getränkes schmeckt mit ausgetrockneter Kehle besonders gut. Über einen Sonnentag freuen wir uns mehr, wenn es vorher längere Zeit trüb war, und die wohlige Wärme einer beheizten Wohnung nehmen wir dann besonders dankbar wahr, wenn wir zuvor einen längeren Spaziergang durch die

Nach dem Geheimnis ihres berühmten Streuselkuchens gefragt, antwortete die Oma: »Zu wenig.«

Kälte gemacht haben. Das lässt sich auch auf das Gegensatzpaar Fasten – Essen übertragen. Eine kurze Pause des Fastens macht die erste Mahlzeit danach zu einem ganz besonders genussvollen Erlebnis.

Manche Dinge gewinnen, wenn sie nicht permanent zur Verfügung stehen. Nicht wenige Menschen berichten darüber hinaus, dass die kurze Fastenzeit für sie eine Art Genuss an sich ist. Die Sinne werden schärfer, man gewinnt an Kreativität und Weitblick bis hin zu überraschenden philosophischen Einsichten und es stellt sich ein Gefühl angenehmer Leichtigkeit ein.

Auch möglich: SIRT futtern statt fasten

Manche werden bei Hunger allerdings unkonzentriert und mürrisch. Abends ohne Essen ins Bett zu gehen erinnert sie an Strafen ihrer Kindheit. Ein befreundeter Kollege brachte das schön auf den Punkt: »Ob man durch Dinner-Cancelling wirklich länger lebt, ist ja noch nicht erwiesen. Auf jeden Fall kommt es einem länger vor.«

Können nun auch diejenigen von den Vorzügen der Kalorienrestriktion profitieren, die aus einem knurrenden Magen beim besten Willen keinen Lustgewinn ziehen können? Seit Neuestem scheint das möglich. Geholfen hat wieder mal die molekulare Medizin. Sie hat erkannt: Sirtuine werden nicht nur durch Hungerstress aktiviert – auch bestimmte sekundäre Pflanzenstoffe vermögen dies. Zu diesen Pflanzenstoffen gehören zum Beispiel:

◇ **Curcumin,** das in Kurkuma (Gelbwurz) vorkommt, der auch Bestandteil des indischen Currypulvers ist,
◇ **Quercetin** in Äpfeln und Zwiebeln,
◇ **Flavonoide** in dunkler Schokolade (ein Grund mehr, von Gummibärchen zurückzukehren).

Gezielt ausgewählt und intelligent kombiniert lassen sich SIRT-Foods zu einem Speiseplan zusammenstellen, der ähnliche Wirkungen erzielt wie die Kalorienrestriktion. Nur halt ohne Hungern.[8] Jetzt gibt es noch einen Digestiv: Der wirksamste sekundäre Pflanzenstoff mit sirtui-naktivierender Eigenschaft ist das Resveratrol im Rotwein. Den Abend mit einem guten Glas Rotwein (es dürfen auch zwei sein) zu beschließen ist dann doch reizvoller, als ohne Abendessen ins Bett zu gehen.

VON WASSER, WEIN UND CAFFELATTE

»Rotwein ist für alte Knaben eine von den besten Gaben.«

WILHELM BUSCH

Nun ist endlich das wundervolle Thema Trinken dran! Flüssigkeit ist wichtig. Der Mensch ist sehr viel schneller verdurstet als verhungert. Auch hier gibt es Streit: Was? Wie viel? Darf es Alkohol enthalten?

Fangen wir bei der richtigen Menge an. Da wird seit Jahren propagiert, man solle möglichst viel Wasser trinken. Täglich mindestens 2 bis 3 Liter. Um den Grenzwert ja nicht zu unterschreiten, sei es am besten, die Menge abzumessen und über den Tag zu verteilen.

Das ist albern. Zum einen gibt es keine wissenschaftliche Arbeit, in der diese Menge festgelegt wurde. Zum anderen brauchen wir keine Ernährungsexperten, die uns sagen, wann und wie viel wir trinken müssen. Dafür haben wir eine sehr präzise Anzeige: Durst.

Zugegebenermaßen ist es so, dass bei sehr alten Menschen dieses Durstgefühl nachlässt und sie dann Gefahr laufen auszutrocknen. In diesem Fall ist es tatsächlich sinnvoll, die tägliche Flüssigkeitsmenge abzumessen und zu überprüfen. Nun sind die meisten von uns noch nicht

Durst signalisiert uns ziemlich genau, wann und wie viel wir trinken sollten.

hochbetagt, sondern wollen es erst noch werden. Hören wir also auf unseren Körper, statt uns rigiden Regeln bezüglich der Trinkmenge zu unterwerfen.

HOCH DIE TASSEN!

Dass unser natürliches Durstgefühl so zuverlässig ist, bedeutet im Übrigen auch, dass Sie nicht ständig eine Wasserflasche bei sich tragen müssen. Nachmittags durch die Fußgängerzone zu schlendern ist etwas anderes als mit Lawrence von Arabien die Wüste zu durchqueren. Die Gefahr zu verdursten ist im ersten Fall eher gering. In Mitteleuropa müssen wir nicht alle zehn Minuten an einer Flasche nuckeln.

Die Information stimmt nachdenklich: Mehrere Todesfälle bei diversen Stadtmarathons gehen nachgewiesenermaßen auf übermäßige Wasserzufuhr (Hyperhidrose) zurück. Auch an Wasser kann man sterben.

»ZERO« AUS DER LEITUNG

Mit ein wenig Zitrone, Ingwer, frischer Minze oder Gurke lässt sich das schlichte H_2O geschmacklich aufpeppen. Und zwar ohne dass dadurch der Kaloriengehalt nennenswert ansteigt. Auf diese Weise lassen sich nicht zuletzt auch die elenden Softdrinks vermeiden, die nun wirklich von Übel, weil hemmungslos überzuckert sind.

Saft lieber nicht aus dem Laden

Was da im Supermarkt an Apfel- und Orangensaft aus Fruchtsaftkonzentrat angeboten wird, steht in Sachen Zuckergehalt den Softdrinks in keiner Weise nach. Schmecken tut es meist auch nicht. Hier gilt also ganz klar die Regel: Fruchtsäfte frisch gepresst oder in Bioqualität direkt aus der regionalen Saftpresse und am besten 1:3 mit Wasser verdünnt. Dann sinkt der Gehalt an Fruchtzucker. Dafür ist der Vitamingehalt in den naturbelassenen Säften hoch.

Ist Grüntee das bessere Wasser?

Ungesüßter oder wenig gesüßter Tee hilft ebenfalls gut über den Tag. Tee hat sogar noch einen gesundheitlichen Zusatznutzen. Vor allem, wenn er grün ist. In seinem Herkunftsland China hat grüner Tee seit Jahrhunderten den Beinamen »Langes-Leben-Tee«. Und das absolut zu Recht. Grüner Tee enthält große Mengen eines

Manche Menschen macht grüner Tee wach – sehr wach. Starten Sie mit kleinen Tässchen.

Stoffes namens, Achtung: Epigallocatechingallat. Damit zählt Grüntee ebenfalls zu den bereits vorgestellten Sirtfoods und hat darüber hinaus offensichtlich auch eine krebsvorbeugende Wirkung.

Er wirkt außerdem nachgewiesenermaßen präventiv in Sachen Alzheimer-Demenz, schützt die Gefäße, ist entzündungshemmend und, und, und. Von Anti-Aging-Seite ergeht also eine eindeutige Empfehlung. Wichtig: Milch weglassen und weiterhin auch viel Wasser trinken.

Caffè, café, kahve, coffee, Kaffee ...

In unseren Breiten lieben die meisten Menschen Kaffee. Meistens trinken sie ihn mit schlechtem Gewissen. Denn auch diesbezüglich ergehen sich selbst ernannte Ernährungsexperten seit Jahrzehnten in Warnungen. Schenkt man ihnen Glauben, so zählt Kaffee zu den sogenannten Genussgiften, die es – wenn überhaupt – nur mit größter Vorsicht und höchstem Misstrauen und in sehr geringen Mengen zu konsumieren gilt.

Die wissenschaftliche Forschung hat den Kaffee längst rehabilitiert. Kaffee ist nicht nur nicht schädlich, sondern er besitzt eine wunderbare Mischung aus höchstwirksamen antioxidativen und antiinflammatorischen Inhaltsstoffen. Die schützen Herz und Gehirn gleichermaßen.[9] Und Koffein, das Kaffeeliebhaber als morgendliches »Hallo-Wach« schätzen, ist sogar ein echter Neuroenhancer, also eine Substanz, die uns besser denken lässt. Auch was die Menge angeht, wurden die Empfehlungen in den letzten Jahren deutlich nach oben korrigiert. Vier bis fünf Tassen Kaffee täglich sind überhaupt kein Problem. Die Italiener wissen das schon immer.

Bei manchen Ernährungsberatern wird man den Eindruck nicht los, dass Genuss und Gift für sie Synonyme sind.

Der Espresso zur Mittagspause in der Kleinrösterei, griechischer Mokka nach einem leckeren Essen, Milchkaffee im stylischen wiederverwendbaren To-go-Becher ... Genießen Sie guten Gewissens! Nicht so fein ist abgestandener Bürokaffee, und der macht auch eher müde. Aber es gibt für alles Liebhaber ...

DIE WAHRHEIT ÜBER WEIN

Die klugen Italiener wussten auch das schon immer: dass nämlich Wein gesund ist. In Deutschland gehört dies allerdings zu jenen Wahrheiten, die man in Zeiten gesundheitspolitischer Korrektheit kaum auszusprechen wagt. Über Alkohol, so lautet die Doktrin, darf nicht anders als mit erhobenem Zeigefinger geredet werden.

In der Tat sind mit dem Alkohol nachweisbare Gefahren verbunden. Das sei an dieser Stelle keineswegs verharmlost. Die Zahlen zum Alkoholmissbrauch sind erschreckend und ohne jeden Zweifel ein enormes Problem, auch wenn sie seit den 1990er-Jahren erfreulicherweise leicht rückläufig sind.

BITTE VORSICHTSHALBER LESEN!

Hier komme ich meiner ärztlichen Pflicht nach und weise auf die gesundheitlichen Risiken des Alkoholmissbrauchs hin. Laut dem Epidemiologischen Suchtsurvey 2015[10] erfüllen 3,3 Millionen Erwachsene in Deutschland die Kriterien für Alkoholmissbrauch. Rund 79 000 von ihnen sterben jährlich an den Folgen ihres Alkoholkonsums, etwa 400 000 werden aufgrund alkoholbedingter Erkrankungen stationär behandelt. Die Medizin kennt allein 17 Krankheiten, die als ausschließlich alkoholbedingt definiert werden. Eine Auswertung der deutschen Todesursachenstatistik ergab, dass männliche Alkoholiker durchschnittlich etwa 17 Jahre früher sterben als Durchschnittsdeutsche. Alkoholikerinnen büßen sogar 20 Lebensjahre ein.

Besser als der unten zitierte Abraham Lincoln im 19. kann man es auch im 21. Jahrhundert nicht auf den Punkt bringen. Die meisten Menschen, die in Europa Alkohol trinken, haben nämlich kein Suchtproblem.

Sie konsumieren Alkohol gelegentlich beziehungsweise regelmäßig in moderaten Mengen. Dadurch haben sie in vielen Fällen nicht nur mehr Spaß am Leben – sie verlängern es auch deutlich. Das gilt für die Gelegenheitstrinker, die sich ab und zu mal ein Gläschen genehmigen. Noch deutlich besser schneiden in den entsprechenden Untersuchungen die moderaten Trinker ab, also jene, die mäßig, aber regelmäßig trinken. Eine große Zahl von medizinischen Studien kommt zu diesem Ergebnis.

»Gewiss hat der Alkohol viele Menschen zugrunde gerichtet. Doch das liegt weniger am Gebrauch einer prinzipiell bösen Substanz als am Missbrauch einer guten.« (Abraham Lincoln)

Mittlerweile gibt es daran nichts mehr zu rütteln: Moderater Alkoholkonsum ist aktive Gesundheitsprävention. Vollständige Alkoholabstinenz ist ein Gesundheitsrisiko. Das bezieht sich keinesfalls nur auf den Wein- beziehungsweise Rotweinkonsum. Rotwein hat durch den sekundären Pflanzenstoff Resveratrol und andere Inhaltsstoffe zweifellos einen Zusatznutzen. In neueren Studien über den gesundheitsfördernden Nutzen des Alkohols wurde nicht nach der Art des alkoholischen Getränks differenziert. Im Wesentlichen ist es der Alkohol selbst, der präventiv wirkt. Er verbessert die Durchblutung, erhöht das schützende HDL-Cholesterin und reguliert chronische Entzündungsprozesse herunter.

ALKOHOLKONSUM UND LEBENSERWARTUNG

2017 wurden im British Medical Journal die Ergebnisse einer Studie über das Auftreten von Erkrankungen in Abhängigkeit vom Alkoholkonsum veröffentlicht.[11] Sie untersuchte knapp 2 Millionen Männer und Frauen Ü30 über einen Zeitraum von 6 Jahren. Schauen wir uns die Zahl für die koronare Herzerkrankung an, eine der häufigsten Todesursachen in der westlichen Welt. Hier hatten die moderaten Trinker das bei Weitem niedrigste Risiko. Es folgten die Gelegenheitstrinker. Das höchste Risiko (um 31 Prozent erhöht) hatten lebenslange Alkoholabstinenzler. Selbst schwere Alkoholiker schnitten besser ab.

Aber wie sieht es bei der Gesamtsterblichkeit aus? Die ist schließlich für die durchschnittliche Lebenserwartung entscheidend. Da haben die schweren Trinker in der Tat das höchste Risiko. Dann allerdings folgen auch schon die Antialkoholiker. Die höchste Lebenserwartung haben die moderaten Trinker, ein wenig schlechter schneiden die Gelegenheitstrinker ab.

Wein, Bier, Sekt? Egal, Hauptsache, es schmeckt

Dass Weintrinker gegenüber den Biertrinkern allgemein als gesünder gelten, ist etwas mutwillig zusammengereimt – ganz ähnlich wie bei den Vegetariern und den Fleischessern. Das heißt, es ist wieder einmal einem sogenannten Gesundheitsbias geschuldet, also einer statistischen Verfälschung. Weintrinker und Biertrinker unterscheiden sich eben nicht nur bezüglich ihrer Vorlieben für alkoholische Getränke. Es gibt auch noch andere entscheidende Unterschiede.

Weintrinker finden sich überwiegend in den gehobenen Einkommensschichten, sie haben zumeist einen höheren Bildungsgrad und sie ernähren sich auch häufig gesünder. So bevorzugen sie zum Beispiel mediterrane Kost. Biertrinker dagegen lieben es zumeist deftiger. Zum frisch gezapften Gerstensaft passt eine Schweinshaxe mit Kloß halt doch irgendwie besser als die Dorade an saisonalem Gemüse.

> *Weintrinker und Biertrinker erfüllen des Öfteren das eine oder andere Klischee.*

Doch ganz so pauschal kann man das alles gar nicht mehr sagen, seit es Craft Beer gibt und Businesslounges mit Weinausschank in Fußballstadien.

Eindeutig fest steht: Die Begleitumstände haben wesentlich größeren Einfluss auf die Gesundheit als das alkoholische Getränk an sich. Betrachtet man nur dieses, so hat auch Bier seine gesundheitlichen Vorzüge. Es enthält viel Folsäure und andere B-Vitamine sowie auch Silizium, das zur Osteoporoseprophylaxe wichtig ist. Ebenfalls wenig bekannt: Mit Xanthohumol aus dem Hopfen hat Bier ein Polyphenol, das in seinen Wirkungen dem Resveratrol nur wenig nachsteht.[12]

Womit Sie also anstoßen, ist ziemlich egal. Achten Sie aber – so Sie anschließend nicht Auto fahren müssen – darauf, dass möglichst Alkohol drin ist. Dann nämlich stellt sich das ein, was man sich rund um die Welt beim Zuprosten wünscht: Santé, Salute, Salud, Wohlsein, Good Health!

Sport und Bewegung

Warum Sie bei der Fitness den Fun nicht vergessen sollten, aber durchaus auch mal einen Zahn zulegen dürfen

Während sich in Sachen Ernährung höchst unterschiedliche Fraktionen mit konträren Konzepten heftige Glaubenskriege liefern, besteht in Sachen Sport eine erstaunliche Einigkeit. Ob Schul- oder Alternativmediziner, Präventions- oder Rehaärzte, Physios und Personal Trainer sowieso: Sie alle verkünden, Sport sei ein Jungbrunnen. Wer gesund werden oder bleiben will, der sollte sich vor allem viel bewegen.

AUCH DIE GOLDMEDAILLE HAT ZWEI SEITEN

»No sports.«

WINSTON CHURCHILL

Dass auch Sport nicht ohne Risiken ist und je nach Sportart ein nicht unerhebliches Verletzungsrisiko besitzt, wird oft geflissentlich verschwiegen. Denn auch für den Sport gilt des Gebot der gesundheitspolitischen Korrektheit. Was als gut erkannt wurde, darf nicht durch negative Meldungen in Zweifel gezogen werden.

TRAGISCHE HELDEN

Zweifel könnten einem durchaus kommen, wenn man sich das Schicksal einiger der großen Vorturner an der Fitnessfront anschaut. Der US-Amerikaner Jim Fixx etwa erfand in den 1960er-Jahren den Begriff Jogging. »Lauf dem Herzinfarkt davon!« lautete seine schlichte, einprägsame Botschaft. 1977 veröffentlichte er »Das komplette Buch vom Laufen«, das zu einem Weltbestseller wurde.

1984 starb Jim Fixx. Im Alter von 52 Jahren. An einem Herzinfarkt. Beim Joggen.

Als Vater der deutschen Fitnesswelle gilt der Kardiologe Richard Rost, der die Erkenntnisse über die präventiven Wirkungen von Sport auf die Herzgesundheit popularisierte und für den eigens ein Lehrstuhl im damals noch jungen Fach Sportmedizin eingerichtet wurde. Professor Rost starb 1998 mit gerade einmal 58 Jahren.

Auch wer gesünder stirbt, ist anschließend definitiv tot. Kurz vor seinem Tode fasste er die Erkenntnisse seines Forscherlebens in die Sätze: »Der Sportler lebt nicht länger. Er stirbt aber gesünder.« Letztlich ein schwacher Trost. Auch wer gesund stirbt, ist dauerhaft tot.

Nicht vergessen sollte man auch die gesundheitlichen Kollateralschäden, die der Sport nach sich ziehen kann. Ohne Zweifel verjüngen sich viele Menschen durch sportliche Aktivitäten. Manche machen sich dadurch aber auch zum Frühinvaliden. In den alpinen Skigebieten leben inzwischen ganze Kliniken davon, dass Sport halt doch nicht nur gesundheitsfördernd ist. Hatte Winston Churchill also recht mit seiner These, wonach Sport Mord ist? Ist Breitensport gar Massenmord?

Nutzen und Kosten

Will man einen Sachverhalt umfassend beurteilen, sollte man sich die Mühe machen, möglichst unvoreingenommen Bilanz zu ziehen. Was sind die Risiken? Wo liegt der Nutzen? Was überwiegt? Da kommt man beim Sport zu einem ziemlich eindeutigen Ergebnis: Der Nutzen überwiegt. Er erstreckt sich sogar auf Bereiche, die man bisher mit Bewegung gar nicht in Zusammenhang brachte.

Dies hat wieder einmal viel mit unserem evolutionären Erbe zu tun. Seit es den Homo sapiens gibt (seit etwa 200 000 Jahren), hat er die meiste Zeit als Jäger und Sammler verbracht. Anders ausgedrückt: Er ist den ganzen Tag herumgelaufen, um Tiere zu erlegen oder Essbares zu finden. Vor rund 10 000 Jahren wurde dann ein großer Teil der Menschheit sesshaft. Was nicht bedeutet, dass sie von nun an faul herumsaßen. Ackerbau und Viehzucht zu betreiben hieß schon damals, von morgens bis abends schwere körperliche Arbeit zu verrichten. Unsere Gene und unser Stoffwechsel sind auf Bewegung und körperliche Anstrengung programmiert.

Doch wir verbringen inzwischen 22 von 24 Stunden im Liegen oder Sitzen. Muskeln, die nicht gebraucht werden, verkümmern. Blutgefäße, die nicht ordentlich durchgespült werden, verkalken. Lungen, die nicht mehr richtig entfaltet werden, verlieren an Fassungsvermögen.

BEWEGUNG SCHÜTZT

Im angloamerikanischen Sprachraum gibt es den schönen Satz »Use it or lose it«. Dies trifft es auf den Punkt. Wir verlieren viel, wenn wir auf Bewegung verzichten. Umgekehrt ist der Nutzen enorm, wenn wir körperlich wieder aktiv werden. Das gilt zunächst einmal für alle Herz-Kreislauf-Erkrankungen. An denen stirbt immer noch jeder Zweite und auf sie konzentrierte sich die Präventivmedizin als Erstes. Umfangreiche Verlaufsuntersuchungen an großen Bevölkerungsgruppen, wie etwa die berühmte Framingham-Studie, hatten in den

1960er-Jahren klar gezeigt, welche Risikofaktoren für einen Herzinfarkt verantwortlich sind. Dazu gehörten: Rauchen, Übergewicht, Bluthochdruck, erhöhte Cholesterinspiegel. Und: Bewegungsmangel.[13]

Neben dem Rauchstopp erwies sich vermehrte Bewegung als die wirksamste Präventionsmaßnahme. Wer Sport machte, behandelte nämlich viele andere Risikofaktoren gleich mit. Er reduzierte sein Übergewicht, senkte seinen Bluthochdruck und verbesserte seine Blutfette. Vor diesem Hintergrund lohnt es sich auch, den anfangs zitierten frühen Herztod des Joggingbegründers Jim Fixx noch einmal genauer unter die Lupe zu nehmen. Dessen Vater erlitt seinen ersten Herzinfarkt bereits mit 35 und verstarb wenig später an den Folgen.

Jim Fixx selbst litt, bevor er mit dem Joggen begann, an Bluthochdruck, rauchte zwei Schachteln Zigaretten täglich und brachte stolze 30 Kilogramm Übergewicht auf die Waage. Mehr Risikofaktor geht nicht.

Killerkrankheit Nummer zwei nach dem Herzinfarkt ist bereits der Krebs. Auch hier schützt erstaunlicherweise Bewegung. Menschen, die regelmäßig Sport treiben, trainieren damit nämlich auch ihr Immunsystem. Insbesondere haben sie sehr viel mehr sogenannte Natural Killer Cells in ihrem Blut.[14] Die tragen ihren martialischen Namen nicht zu Unrecht. Natural Killer Cells sind sozusagen das Sondereinsatzkommando unter den Abwehrzellen. Sie sind darauf spezialisiert, besonders

Jim Fixx ist wohl doch nicht zum Opfer seines Sports geworden, vielmehr hat ihm der wahrscheinlich 10 bis 15 zusätzliche Lebensjahre geschenkt.

gefährliche Gegner aufzuspüren und auszuschalten. Zu diesen Schwerkriminellen gehören vor allem Krebszellen.

Eine Alterserkrankung, die immer mehr an Bedeutung erlangt, ist die Osteoporose. Wenn der Knochen entkalkt, steigt das Risiko für Knochenbrüche. Der »Witwenbuckel« entsteht vor allem dadurch, dass die zunehmend porösen Wirbelkörper immer weiter zusammenbrechen. Kommt dann noch ein Schenkelhalsbruch dazu, so ist der Weg ins Pflegeheim vorgezeichnet.

Dem räuberischen Knochenabbau lässt sich allerdings sehr gut vorbeugen. Die entscheidenden Kriterien dafür sind eine ausreichende Kalziumzufuhr, hohe Vitamin-D-Spiegel, der Ersatz fehlender Geschlechtshormone nach den Wechseljahren und – wieder einmal – Sport. In diesem Fall vor allem Muskeltraining. Mus-

Zierliche Frauen nach den Wechseljahren sind am meisten vom Knochenschwund bedroht.

keln sind durch Sehnen am Knochen befestigt. Ziehen sie sich zusammen, so überträgt sich der Bewegungsreiz auf den Knochen. Der baut daraufhin vermehrt Knochenbälkchen auf. Bodybuildingstudios sollten daher eigentlich nicht in erster Linie von jungen Kerlen mit tätowiertem Bizeps bevölkert werden. Sie sollten eher ein Tummelplatz sein für alte Damen mit grazilem Körperbau. Die sind nämlich am meisten gefährdet, eine Osteoporose zu bekommen.

Bewegung schützt auch – und das wird angesichts der zunehmenden Lebenserwartung immer wichtiger – vor Demenz. Das hat zum einen mit einer verbesserten Durchblutung zu tun. Unser Gehirn ist ja ein enorm stoffwechselaktives Organ. Es macht zwar nur zwei Prozent unseres Körpergewichtes aus, verbraucht aber rund 20 Prozent der zugeführten Energie. Zugegeben, vielen Zeitgenossen merkt man es nicht unbedingt an, dass ihr Gehirn derart viel Energie umsetzt. Bezüglich des statistischen Mittelwertes sind die Zahlen aber gut gesichert. Vor diesem Hintergrund ist es durchaus einleuchtend, dass ein besser durchblutetes und damit ein besser mit Sauerstoff und Nährstoffen versorgtes Gehirn auch leistungsfähiger ist.

Was die Leistungssteigerung durch Sport angeht, so ist diese allerdings nicht nur einer besseren Durchblutung aller Körperbereiche geschuldet. Der Effekt setzt noch wesentlich tiefer an. Genauer gesagt bei den Mitochondrien. Das sind die viel zitierten Kraftwerke unserer Zellen. Sie produzieren Energie in Form eines Moleküls namens Adenosintriphosphat (ATP). Leider produzieren sie aber nicht nur Energie. Wie bei unseren industriellen Kraftwerken fallen auch bei der Energiegewinnung in den Mitochondrien Schadstoffe an. Und zwar in Form der berühmt-berüchtigten freien Radikale.

Noch ein weiterer Umstand kommt hinzu: Auch Mitochondrien unterliegen einem Alterungsprozess. Je länger sie in Betrieb sind, desto weniger Energie produzieren sie. Gleichzeitig erhöht sich aber ihr Schadstoffausstoß. Immer mehr

Freie Sauerstoffradikale sind für die Oxidation, sprich das Einrosten, verantwortlich.

freie Radikale gelangen auf diese Weise in die Umgebung. Und die machen nicht nur die Haut welk, sondern sind auch an der Entstehung von Krankheiten beteiligt.

NEUROJOGGING

Wenn ein Muskel bewegt wird, setzt er vermehrt Botenstoffe frei. Einer davon ist der Brain Derived Neurotropic Factor (BDNF), eine Art Wachstumsfaktor für das Gehirn. Wer sich bewegt, trainiert sein Gehirn also gleich mit. Jogging ist immer auch Neurojogging.

Inzwischen hat sich eine regelrechte mitochondriale Medizin etabliert. Mithilfe der Zufuhr bestimmter Mikronährstoffe, zum Beispiel Coenzym Q10, L-Carnitin und Alpha-Liponsäure, versucht man, die alternden Mitochondrien wieder auf Trab zu bringen.

Das ist kein schlechter Ansatz. Es gibt aber einen noch viel besseren, und der heißt: Bewegung. Wer regelmäßig Sport treibt, der verbraucht mehr Energie. Das merkt der Körper und stellt sich darauf ein. Und zwar indem er zusätzliche Mitochondrien bildet. Die sind dann sozusagen fabrikneu und funktionieren einwandfrei. Die wirksamste mitochondriale Medizin ist also regelmäßige Bewegung.[15]

Sport wirkt sich im Übrigen auch auf viele psychische Erkrankungen positiv

> *Der Königsweg zur Seele geht nicht mehr über die Couch, sondern über den Körper.*

aus. Dabei spielen vor allem Hormone eine Schlüsselrolle. Wer Sport treibt, erhöht seine Spiegel an Serotonin, Dopamin und Endorphinen – jenen »Glückshormonen«, an denen es Depressiven oft mangelt.

Sportliche Aktivitäten sind daher längst ein etabliertes Mittel in der Therapie von Gemütserkrankungen.[16]

WIE EISERN
MUSS MAN SEIN?

»Mach einfach immer weiter.
Jeder wird besser, wenn er am Ball bleibt.«

T. S. »TED« WILLIAMS

Bewegung ist die ultimative Präventionsmaßnahme. Offensichtlich ist die Botschaft angekommen: An jeder Ecke findet man inzwischen ein Fitnessstudio. Stadtmarathons sind zu einer Art neuem Volkssport geworden. Der eigene Körper ist vielen inzwischen wieder wichtig.

EINFACH MAL ANFANGEN

Alkohol kann in recht kurzer Zeit nachhaltig zur Sucht werden – Sport auch. Männer in den mittleren Jahren scheinen für diese Sucht besonders anfällig zu sein. Empfiehlt man ihnen »Ausgleichssport« als Gegengewicht zu ihrem harten Arbeitsalltag, gehen sie die sportliche Herausforderung häufig mit dem gleichen Ehrgeiz und mit der gleichen Verbissenheit an wie ihre berufliche Karriere. Leistungsträger bleibt Leistungsträger.

Der Leistungsdruck nimmt in allen Lebensbereichen zu. Das gilt nicht zuletzt für die Freizeit. Genügte es in den 1970er-Jahren noch, im Trimmtrab ein wenig durch den Stadtwald zu laufen, so muss es heute gleich der Stadtmarathon sein. Mindestens. Trainiert wird mit elektronischem Armband, das die Fitness- und sonstigen Daten sammelt. Ein Be-

»Vorwärts immer, Pommes nimmer« mag für manche ein wunderbares Lebensmotto sein. Es gibt aber auch Menschen, die fühlen sich davon eher bedroht.

kannter, von dem ich wusste, dass er vor einigen Jahren ambitioniert mit dem Lauftraining begonnen hatte, antwortete mir kürzlich auf die Frage, ob er denn bereits einen Marathon absolviert habe: »Das ist doch was für Weicheier. Ich trainiere jetzt Triathlon.«

Ich möchte niemandem, dem derartiges Spaß macht, die Freude an extremen sportlichen Leistungen vergällen. Wenn schon eine Sucht, dann ist diese wahrscheinlich noch die gesündeste. Ich habe aber auch volles Verständnis und Sympathie für all diejenigen, die ihre Fitness nicht unbedingt zum Zweitberuf machen wollen.

Um noch einmal meinen sportpolitisch unkorrekten Kardiologenfreund zu zitieren: »Wenn ich die Typen sehe, die in Fitnessstudios Gewichte stemmen, weiß ich doch gleich: Bei mir auf dem Sofa ist es interessanter.«

Couchkartoffelchips

Das mag so sein. Gesünder ist es da aber trotzdem nicht. Herzinfarkt, Diabetes, Osteoporose und viele Krebserkrankungen sind eben nicht nur Folge übermäßiger und falscher Ernährung. Es sind auch Bewegungsmangelerkrankungen. Entgegen dem öffentlichen Bild einer Marathon laufenden, mit dem Rad zur Arbeit fahrenden Nation hat sich in den letzten 20 Jahren der Anteil an Männern und Frauen, die völlig bewegungsabstinent leben, in der Altersgruppe der 25- bis 40-Jährigen sogar noch vergrößert. Die weiteste Strecke, die diese Menschen zurücklegen, ist zumeist die zwischen Fernsehsessel und Kühlschrank. Das schwerste Gewicht, das sie heben, ist die TV-Fernbedienung.

Das wird zu einer Art eigenen Krankheit. Beim Sitzen benutzen wir unsere größten Muskelgruppen, die Gesäß- und Beinmuskeln, so gut wie nicht. Das führt zu schlechter Durchblutung, verlangsamt den Stoffwechsel, erhöht den Blutzuckerspiegel, begünstigt chronisch niederschwellige Entzündungen. Ein hochpotenter Altmacher also. Jede Stunde Sitzen geht mit einer um 14 Prozent erhöhten Verkalkung der Herzkranzarterien einher. Die Folgen des Sitzens betreffen sogar diejenigen, die sich sonst in ihrer Freizeit bewegen.[17] So plakativ wie zutreffend lässt sich feststellen: Sitzen ist das neue Rauchen.

MENSCHENSKIND, BEWEG DICH MAL!

Kinder und Jugendliche haben normalerweise einen starken natürlichen Bewegungsdrang. Doch die Zeiten, wo es nach der Schule sofort mit dem Fahrrad zum Kicken oder zum See ging, sind offenbar vorbei. Heute spielen 98 Prozent der Kinder zwischen 10 und 18 Jahren Computer- und Videospiele – nach Erhebungen des Branchenverbandes Bitkom im Schnitt 104 Minuten am Tag. Knapp ein Fünftel aller Jugendlichen widmet Videospielen täglich mehr als drei Stunden.[18] Eine ganze Generation daddelt sich ins metabolische Syndrom.

Hoch mit dem Gluteus maximus!

Bevor wir uns von Personal Fitnesstrainern detaillierte Pläne zur gezielten Leistungssteigerung erstellen lassen, ist es zunächst einmal wichtig, ganz simple Dinge im täglichen Leben zu berücksichtigen. Dazu gehört vor allem eines: Kriegen Sie Ihren Hintern hoch. Länger als 45 Minuten am Stück sollte niemand sitzen. Spätestens nach einer Stunde heißt es Aufstehen. Egal wozu. Holen Sie sich aus dem Nebenzimmer etwas an den Schreibtisch oder machen Sie sich eine Tasse Kaffee. Und wer sagt eigentlich, dass man Telefonate im Sitzen führen muss? Das geht auch im Stehen. Wie vieles andere auch.

Es sind also die kleinen Dinge, mit denen man anfangen sollte. Das mordsmäßige Sportprogramm nach Feierabend halten die meisten sowieso nicht durch. Es kommt vor allem darauf an, mehr Bewegung in den Alltag zu bringen. Die Treppe nehmen statt den Aufzug. Bei kleinen Einkäufen das Auto stehen lassen und zu Fuß gehen oder aufs Fahrrad steigen. Oder – was mir besonders gefällt – notwendige

Bewegung des Körpers bringt auch die Gedanken in Bewegung. Sie löst Blockaden in den Muskeln ebenso wie im Gehirn.

Arbeiten im Haus in kleine Trainingseinheiten verwandeln. Die flotte Lieblingsmusik auf die Ohren, und los geht's ans Fensterputzen oder an die Gartenarbeit. Wenn man dabei noch laut mitsingt und sich rhythmisch bewegt, wird die Hausarbeit zur Partytime mit Fitnesseffekt und das Geld fürs Studio spart man auch. Singen stärkt übrigens nicht nur die Lungen, sondern auch den Beckenboden und ist auch sonst wahnsinnig gesund.

DAS BEWEGLICHE BÜRO

Höhenverstellbare Schreibtische sind der neueste Trend im Büro (Architekten und Bauplaner kennen das schon lange). Da kann man seinen Arbeitstisch nach eigenem Belieben und für eine selbst gewählte Zeit zum Stehpult verwandeln. Wenn auch der Hocker höhenverstellbar ist, lassen sich verschiedenste Positionen zwischen Sitzen und Stehen einnehmen. Das ist gut für die Gesundheit und beeindruckt die Kollegen, weil es ja auch so wahnsinnig dynamisch aussieht.

Wuff! Keine Ausreden!

Das Fitnessstudio spart man sich im Übrigen auch, wenn man sich einen eigenen persönlichen Fitnesstrainer zulegt, und zwar einen auf vier Beinen. Ich bin ja von Haus aus Gynäkologe und berate seit vielen Jahren Frauen in einer speziellen Wechseljahressprechstunde. Da verordne ich nicht nur Hormone, sondern rate auch immer wieder nachdrücklich zur Anschaffung eines Haushundes. »A good dog is a good doc.« Der holt einen nämlich zum Gassigehen definitiv zweimal am Tag vom Sofa. Darüber hinaus wirkt er sich auch positiv auf den Hormonhaushalt aus. Denn so ein Tier braucht ja auch Streicheleinheiten. Die setzen in großen Mengen das Kuschelhormon Oxytocin frei. Das wiederum senkt die Stresshormone – und zwar sowohl bei dem, der gestreichelt wird, als auch bei dem, der die Streicheleinheiten verabreicht. Und schließlich hat es ja auch einen gewissen Charme, wenn man abends nach Hause kommt und dort steht jedes Mal jemand, der freudig mit dem Schwanz wedelt. Von menschlichen Lebenspartnern kann man das jedenfalls in dieser Zuverlässigkeit nicht erwarten. »Doggy style« eben, aber zu diesem Thema kommen wir später.

Selbstverständlich profitieren auch Männer von einem Haushund. Die kommen nur nicht so häufig in meine Wechseljahressprechstunde.

Es sind die kleinen Dinge …

Dass schon ein wenig Bewegung viel bewirkt, belegen alle großen Studien der letzten Jahre. So untersuchte zum Beispiel eine texanische Forschergruppe 13 000 Männer und Frauen über einen Zeitraum von acht Jahren. Anhand des Fitnesstestes wurden diese in fünf Gruppen eingeteilt – von sehr sportlich bis zu absoluten Bewegungsmuffeln. Wie nicht anders zu erwarten, war das Sterberisiko im untersten Fünftel der Sportmuffel am höchsten. Hier starben die Männer viermal häufiger als im oberen Fünftel. Bei Frauen lag der Unterschied sogar beim Fünffachen. So weit, so deprimierend. Die gute Nachricht lautet allerdings: Um diese Risikodifferenz auszugleichen, mussten die Teilnehmer keine riesigen Anstrengungen unternehmen und sich sportlich ganz nach oben arbeiten.

Es muss ja nicht gleich der K2 sein, die Treppe in den zweiten Stock tut's auch.

Eine eindrucksvolle Risikoreduktion gab es bereits,

wenn es die Couchpotatoes mit ein wenig Bewegung schafften, ins vorletzte Fünftel aufzusteigen. Das beseitigte den größten Teil aller Gesundheitsrisiken. Vorzeitig gestorben wurde hauptsächlich im untersten Fünftel.[19]

ZWEIEINHALB STUNDEN FÜR MEHR LEBENSZEIT UND -LUST

Kann man nun eigentlich genau angeben, wie viel Sport gesund ist? Die Weltgesundheitsorganisation (WHO) hat es zumindest versucht. Sie empfiehlt pro Woche insgesamt 2,5 Stunden Ausdaueraktivitäten sowie an zwei Tagen ein zusätzliches kurzes Muskeltraining. Bis zu acht Jahren Lebenszeit ließen sich dadurch gewinnen.[20] Was nach Ansicht meines kardiologischen Kollegen auf ein Nullsummenspiel hinausläuft. Er rechnet vor, dass er genau diese zusätzlichen acht Jahre vorher im Fitnessstudio verloren hätte. Die Rechnung stimmt so allerdings nur, wenn ich die mit Sport verbrachten Stunden tatsächlich als verlorene Lebenszeit betrachte. Wenn ich das, was ich in dieser Zeit mache, mit Freude tue und genieße, ist es eben kein Verlust, sondern ein zusätzlicher Gewinn.

Welche Sportart darf's denn sein?

Damit sind wir bei dem alles entscheidenden Punkt angekommen: Welches ist für Sie die beste Sportart? Ganz klar diejenige, die Ihnen am meisten Spaß macht. Einige Menschen kriegen den Kopf am besten frei, wenn sie allein durch den Wald laufen, eine Runde mit dem Rad drehen oder im Schwimmbad ihre Bahnen ziehen. Andere finden das eher langweilig. Die brauchen zum Sport einen Gegner, müssen einem Ball hinterherlaufen und fühlen sich erst im Team so richtig wohl. Vor allem die Vertreter der letzten Gruppe schätzen beim Sport nicht nur die Bewegung selbst, sondern auch häufig das nachträgliche Zusammensein, bei dem ja zumeist noch das ein oder andere Kaltgetränk konsumiert wird. In meinem Tennisklub hält man sich jedenfalls fest an die Regel: Tennis wird durch Bier erst schön. Das gilt für viele andere Sportarten natürlich genauso.

Freudlose Fitnesspuristen heben da schon wieder warnend den Zeigefinger. Wer bei einer Stunde Tennis gerade 400 Kilokalorien verbrannt habe, der würde mit einem großen Bier schon wieder 200 zuführen und damit den Trainingserfolg halbieren. Hören Sie nicht auf solche Leute. Wie wir später noch sehen werden, ist nicht nur der Sport eine wunderbare Altersbremse. Auch soziale Kontakte sind es. Das gilt vor allem für die Prophylaxe der Demenz. Wenn man also beides kombinieren kann, Sport plus eine

Bier, ob mit oder ohne Alkoholgehalt, ist als Flüssigkeits- und Elektrolytersatz nach dem Sport besser als »isotonische« Fitnessdrinks, die häufig schon durch ihre schrille Farbe abschrecken.

gute Zeit mit den Kumpels beziehungsweise Kumpelinnen, dann ist das definitiv ein zusätzlicher Gewinn. Wenn es denn unbedingt sein muss, kann man sich ja auch ein alkoholfreies Bier aufmachen oder bestellen. Das hat deutlich weniger Kalorien.

Natürlich ist auch die Kombination von »einsamer

Langstreckenläufer« und »Torwart beim Elfmeter« möglich und durchaus empfehlenswert. Der Mensch braucht ja meditative Einkehr ebenso wie gesellige Action.

Gib Gummi! Für alle, die mehr wollen

Da wir nun doch bei denjenigen angekommen sind, denen Sport so richtig Spaß macht und die ein wenig ambitionierter sind: Auch hier gibt es Neuigkeiten. Lange Jahre galt der Grundsatz: Bei Ausdauersport immer schön locker bleiben. Der Puls sollte zwar ansteigen und auch ins Schwitzen sollte man kommen. Aber ansonsten hieß die Devise: Laufen immer mit einem Lächeln auf den Lippen. Am besten trug man eine Pulsuhr, die strikt kontrollierte, ob man noch lächelte... und ob das Herz ja nicht zu schnell schlug. Das klang sympathisch.

Die moderne Sportmedizin empfiehlt etwas anderes. High Intensity Interval Training (HIIT) heißt seit ein paar Jahren das Zauberwort. Es bedeutet: Beim Laufen und bei anderen Ausdauersportarten ist es durchaus sinnvoll, zwischendurch richtig Gas zu geben. Den Körper für kurze Zeit immer mal wieder an seine Leistungsgrenze zu bringen hat offenbar bessere Effekte als im gleichbleibenden Rhythmus vor sich hin zu traben.

Es sind – auch darauf werden wir noch intensiv eingehen – diese kurzen Stressreize, die unser Körper offensichtlich braucht, um als Antwort darauf seine Schutz- und Reparaturmechanismen optimal zu entfalten.

Das Gleiche gilt auch für das Muskeltraining. Jeder Bodybuilder weiß inzwischen: Wer Muskeln aufbauen will, sollte diese so trainieren, dass es anfängt wehzutun.

Die drei bis vier zusätzlichen Züge, die man dann noch macht, sind diejenigen, welche Muskelmasse bringen.

Wie gesagt – all das sind Tipps für Fortgeschrittene, für all jene, die es richtig gepackt hat. Um gesund zu bleiben, reicht auch das Basisprogramm. Es geht ohne HIIT und brennende Muskeln. Beim Sport kommt es vor allem darauf an, dass man ihn mit Freude und am besten auch mit Freunden betreibt. »Fit for Fun« ist ein schönes Motto. Bei allen Bemühungen um die Fitness sollte man den Fun definitiv nicht vergessen.

SUPERKOMPENSATION

Der Hintergrund der Leistungssteigerung durch HIIT ist folgender. Die Muskeln beginnen nach einer Anstrengung tatsächlich zu schmerzen, weil auf molekularer Ebene kleinste Muskelfibrillen geschädigt werden. Der Körper repariert diese Schäden dann im Anschluss. Er tut dies überkompensierend. Anders ausgedrückt: Am Ende steht mehr Muskelmasse als zuvor.

Das bedeutet aber auch, dass der Körper für diese Reparaturmechanismen Zeit braucht. Gibt man sie ihm nicht, so wird das Training ineffektiv. Bodybuilder wissen auch das. Haben sie an einem Tag intensiv eine Muskelgruppe trainiert, ist am nächsten Tag eine andere dran. Die Muskeln wachsen nicht während des Trainings, sondern am Tag danach durch die molekularen Reparaturmechanismen. Das kann ruhig mal beim Entspannen auf der Fernsehcouch passieren. Dann wachsen Ihre Muskeln, immer wenn George Clooney lächelt!

Schlafen und Wachen

Warum die Ausgeschlafenen länger leben und ein Nickerchen am Arbeitsplatz die Produktivität steigert

Treffen sich zwei Beamte mittags auf dem Flur des Rathauses. Sagt der eine zum anderen: »Na, findest du auch keinen Schlaf?« Ja, der Witz ist schon etwas älter. Das Konzept von Schlaf, das dahintersteckt, aber auch. Es ist die Vorstellung, dass Schlaf etwas Unproduktives und Langweiliges ist. Klar – ohne die nächtliche Ruhepause geht es nicht. Aber irgendwie glauben immer noch viele, dass jenes Drittel unseres Lebens, das wir in einem nahezu bewusstlosen Zustand verbringen, verschwendete Zeit sei.

UNSERE TÄGLICHE GENERALÜBERHOLUNG

»Halte dir jeden Tag dreißig Minuten
für deine Sorgen frei,
und in dieser Zeit mache ein Nickerchen.«

ABRAHAM LINCOLN

Für den dynamischen Leistungsträger von heute ist Schlaf im Wesentlichen eine lästige Unterbrechung der Arbeitszeit, die es möglichst zu reduzieren gilt. Im Schlaf passiert nichts. Schlafen ist etwas für Faule.

(RE)KREATIVE PAUSE

Die moderne Schlafforschung hat inzwischen ergeben: Schlafen ist nicht nur ein wichtiger, sondern auch ein höchst komplexer, aktiver und kreativer Vorgang. Im Schlaf schaltet das Gehirn nicht ab. Im Gegenteil. Es verarbeitet die Informationen und Eindrücke des Tages, ordnet Gedanken, Gefühle und Wünsche, speichert Wissen ab und entsorgt unnötigen Ballast. Funktioniert all dies nicht richtig, weil wir zu wenig schlafen beziehungsweise unsere Schlafqualität zu wünschen übrig lässt, dann sind wir nicht nur müde. Wir sind auch infektanfällig, geistig weniger leistungsfähig und emotional labil.

Nicht zuletzt wird im Schlaf auch unsere Haut regeneriert. Den Schönheitsschlaf, wir werden uns damit noch beschäftigen, gibt es wirklich.

Schlafmangel ist dagegen ein Alterungsfaktor ersten Grades. Wenn es um den Zusammenhang von Lebensstil und Anti-Aging geht, stehen zumeist die Themen Ernährung und Bewegung ganz im Vordergrund. Die sind ja auch wirklich wichtig. Gesunder Schlaf ist aber mindestens von genauso großer Bedeutung. Zu einem genussvollen Leben gehört er ohnehin definitiv dazu.

DER SCHLAF DES FADENWURMS

Wie wichtig Schlaf ist, zeigt ein Blick zurück in die Evolution. Ohne Ruhepause kommen nur Pflanzen, Bakterien und Pilze aus. Ihr gemeinsames Merkmal: Sie besitzen kein Nervensystem. Sobald Nervenzellen in der Evolutionsgeschichte auftauchen, das ist vor etwa 550 Millionen Jahren geschehen, gibt es das Bedürfnis nach Schlaf. Das Gehirn von Fadenwürmern besteht aus exakt 302 Neuronen, die als sogenannte Ganglien hintereinandergeschaltet sind. Entsprechend hat sich der Fadenwurm bisher auch nicht durch geistige Großtaten hervorgetan. Dennoch ist die Tätigkeit dieser wenigen Nervenzellen offensichtlich so komplex und energieintensiv, dass der Wurm immer mal wieder kurze Ruhepausen einlegen muss, um zu regenerieren und die aufregenden Erlebnisse seines Tages zu verarbeiten. Da sei dem Homo sapiens mit seinen 85 Milliarden Nervenzellen und deren netzwerkartigen Verknüpfungen auch das Recht auf Schlummer zugestanden.

Weil Schlaf offenbar für alle Kreaturen enorm wichtig ist, hat sich die Natur einiges einfallen lassen, damit diese ihn auch ausreichend

Besonders luftig schlafen die Mauersegler, die sich dafür abends in höhere Luftschichten zurückziehen.

und in allen Lebenslagen bekommen. So können Pferde und viele andere Vierfüßer im Stehen schlafen. Vögel haben sogar die Fähigkeit, auf dünnen Ästen zu schlummern, ohne dabei herunterzufallen. Ein spezielles Gleichgewichtsorgan im Beckenbereich hilft ihnen dabei.

Im Meer lebende Säugetiere wie Delfine, Wale und auch manche Robben haben ein besonderes Problem: Im Gegensatz zu uns ist bei ihnen das Atmen kein unbewusster Vorgang. Sie müssen dazu immer wieder an die Oberfläche schwimmen. Andernfalls bestünde die Gefahr, dass sie Wasser in ihre Lunge bekommen. Diese Tiere haben die Fähigkeit entwickelt, nur mit einer Gehirnhälfte zu schlafen. Mit der wachen Hälfte können sie schwimmen, zum Atmen auftauchen und ihre Umgebung beobachten. Indes schlummert die andere Gehirnhälfte, selbst das entsprechende Auge ist geschlossen. Bei Behördengängen trifft man hier und da auf Staatsbedienstete, die offenbar diese Fähigkeit ebenfalls besitzen. Das war nun aber der letzte Beamtenwitz. Versprochen.

Nächtliche Grundreinigung

Deutlich komplexer ist inzwischen auch unser Bild von dem, was unser Gehirn im Schlaf so alles leistet. Schlafen ist wesentlich mehr als nur eine lange nächtliche Auszeit. Schlafen hat eine eigene Dramaturgie. Beim Eindösen gleiten wir zunächst in den Leichtschlaf. Hier werden wir durch äußere Reize noch relativ rasch wieder wach. Biologisch hat das durchaus einen Sinn: Nicht an jedem Ort und zu jeder Zeit ist Schlafen gefahrlos möglich.

Werden wir dagegen nicht gestört, gleiten wir vom Leicht- in den Tiefschlaf. Dies ist die eigentliche Erholungsphase des Gehirns. Ein gigantischer Reparatur- und Abfallbeseitigungsapparat nimmt nun seinen Dienst auf. Das betrifft zunächst unser Gehirn selbst: Durch die unterschiedlichen Stoffwechselvorgänge im Körper sammelt sich in den Zellen haufenweise »molekularer Abfall« an. Dabei handelt es sich im Wesentlichen um Stoffe, die bei der Energiegewinnung anfallen, also geschädigte Eiweißverbindungen oder auch alte und ausrangierte Zellorganellen. Um diese abzutransportieren, hat sich das Gehirn eine besonders originelle Lösung einfallen lassen. Im Tiefschlaf schrumpfen unsere Gliazellen, spezialisierte Zellen des Gehirns, welche die eigentlichen Nervenzellen umgeben und mit Nährstoffen versorgen.

Durch das nächtliche Schrumpfen dieser Gehirnzellen erweitert sich der Raum zwischen den Neuronen. Dadurch kann die Hirn- und Rückenmarksflüssigkeit die Nervenzellen besser umspülen, Schadstoffe aufnehmen und abtransportieren.[21]

Nachts darf sich das Gehirn regelmäßig »gesundschrumpfen«.

Das ist ein wenig wie bei der Stadtreinigung: Damit unsere Innenstädte nicht verdrecken, müssen sie gründlich gereinigt werden. Das geht nicht mit dem Staubwedel, sondern mit viel Flüssigkeit. Damit der alltägliche Betrieb nicht gestört wird, geschieht das am besten nachts.

Sortieren und aufräumen

Im Tiefschlaf wird aber nicht nur molekularer Müll abtransportiert. Auch unser Gedächtnis wird neu geordnet. Über den Tag hinweg nehmen wir eine Unzahl von Eindrücken und Informationen auf, die im Wesentlichen erst einmal im Kurzzeitgedächtnis gespeichert werden. Nachts wird dieser Speicher geöffnet und das Sortieren fängt an. Vieles im Kurzzeitgedächtnis ist unnötiger Ballast, der am besten gleich entsorgt wird. Manches ist es allerdings auch wert, dauerhaft im Langzeitgedächtnis abgespeichert zu werden. Die Entscheidung »Speichern oder entsorgen« fällt im Wesentlichen während des Schlafens. Unser Gehirn ist dabei überaus aktiv.

Vor allem sucht das Gehirn, während sein Besitzer schläft, nach Gemeinsamkeiten zwischen den neuen Informationen im Kurzzeitgedächtnis und bereits abgespeichertem Wissen. Je besser sich das Neue mit dem Alten verknüpfen lässt, desto höher ist die Wahrscheinlichkeit, dass es auch dauerhaft übernommen wird.

Eine gute Chance, dauerhaft gespeichert zu werden, haben auch neue Informationen, die mit intensiven Emotionen gekoppelt sind. Große Gefühle signalisieren dem Gedächtnis: »Dies ist wichtig.« Was uns emotional bewegt, das bleibt auch haften.

Ob Sie die Mondscheinsonate auf dem Klavier üben oder Ihre Kenntnisse in Allgemeinem Verwaltungsrecht erweitern: Im Schlaf passiert ein wichtiger Teil der Arbeit.

Schlafen ist also alles andere als ein unproduktives Ausschalten des Bewusstseins. Im Schlaf erweitert und festigt sich unser Wissen von der Welt.

Die Dinge mit neuen Augen sehen

Aber nicht nur unser Wissen, auch unsere Emotionen werden im Schlaf überarbeitet. Dazu dient vor allem die nächste Schlafphase, der sogenannte REM-Schlaf. Die Abkürzung steht für Rapid Eye Movement, und in der Tat kann man im Schlaflabor nachweisen, dass sich in dieser Phase die Augäpfel hinter den geschlossenen Lidern wild bewegen. Im Wesentlichen ist der REM-Schlaf die Phase, in der wir träumen. Wie lebhaft solche Träume sein können, weiß jeder aus eigener Erfahrung. An den Augenbewegungen lässt es sich ablesen.

»Schlaf mal eine Nacht drüber« ist eine der weltweit besten Empfehlungen. Der Reset unseres Bewusstseins lässt in der Tat vieles in einem neuen Licht erscheinen und bietet uns bisher unerkannte Lösungswege.

Da ist es gut, dass zumindest unser sonstiger Bewegungsapparat in dieser Phase erschlafft. Während des REM-Schlafes sind wir nahezu gelähmt. Ansonsten würden wir bei den bildhaften Träumereien wahrscheinlich wild um uns schlagen. Das wäre weder für uns selbst gut noch für denjenigen, der neben uns im Bett schläft.

Schön im Schlaf

Bevor wir uns nun dem Thema Schlafstörungen widmen, wollen wir noch eine Frage klären, die heute ganz sicher nicht nur den weiblichen Teil der Leserschaft interessieren dürfte: Gibt es eigentlich Schönheitsschlaf? Ja, den gibt's tatsächlich. Er hat viel zu tun mit dem Einfluss von Schlaf auf unsere Hormone. Wir haben ja be-

DER NATÜRLICHE SCHLAFRHYTHMUS

Der Zyklus aus Leichtschlaf, Tiefschlaf und REM-Phase dauert im Schnitt etwa 90 Minuten. Pro Nacht werden etwa 4 bis 5 derartige Zyklen durchlaufen. Zum Morgen hin dominieren eher die REM-Phasen. Den intensivsten Tiefschlaf bekommt man kurz nach Mitternacht.

Wer diese Schlafarchitektur einmal begriffen hat, der versteht auch schnell, warum Schlaftabletten kein Ersatz für eine ungestörte Nachtruhe sind. Sie zwingen uns zwar pharmakologisch in den Schlaf, sind aber nicht in der Lage, die jeweiligen Schlafrhythmen nachzuahmen. Medikamente sind daher nur die zweite Wahl und sie sollten höchstens eine vorübergehende sein.

reits gesehen, dass im Schlaf wichtige Reparatur- und Entgiftungsprozesse stattfinden. Molekularer Abfall wird abtransportiert, Zell- und Gewebeschäden repariert, die Eiweißsynthese wird stimuliert. All das hat enorme Auswirkungen auf unsere Haut. Denn auch da sammelt sich reichlich Zellmüll an.

Im Schlaf werden auch die schadensanfälligen Eiweiße repariert beziehungsweise neu synthetisiert. Auch das hat für die Haut weitreichende Konsequenzen. Das Stützskelett unserer Haut besteht nämlich im Wesentlichen aus den sogenannten Strukturproteinen Kollagen und Elastin. Beide Eiweiße sind verantwortlich für die Spannkraft und Elastizität unserer Außenhülle. Im Alter nimmt der Kollagen- und Elastingehalt ab und die verbleibenden Fasern machen einen – im wahrsten Sinne des Wortes – ungeordneten Eindruck. Das gefährdet

MOLEKULARE MÜLLTRENNUNG

Ein klassisches Beispiel für molekularen Abfall ist das Lipofuszin, ein Gemisch aus Fetten und oxidiertem Eiweiß. Im Rahmen der täglichen Stoffwechselvorgänge fällt es ständig an und wird über die körpereigene Müllabfuhr wieder abtransportiert. Im Alter lässt die Arbeitskraft dieser überwiegend nächtlichen zellulären Müllentsorgung nach. Wird dann auch noch ihre Arbeitszeit beschnitten, schlafen wir also weniger, wird es mit der Entsorgung zunehmend schwierig. Das Lipofuszin sammelt sich dann in unseren Zellen an. Irgendwann ist das dann nicht mehr nur ein molekular nachweisbarer, sondern auch ein deutlich sichtbarer Effekt, vor allem in Form graubrauner Flecken, die allgemein als Altersflecken bezeichnet werden. (Sehr unsensible Mitmenschen bezeichnen sie auch als Friedhofsflecken.) Auf jeden Fall ist Lipofuszin ein Zeichen, dass unsere Reparaturmechanismen dringend Unterstützung brauchen. Ausreichend Schlaf steht dann ganz oben auf der Liste.

zwar nicht unbedingt die Gesundheit, es hat aber durchaus unangenehme Folgen. Die ersten Fältchen entstehen und aus denen werden dann rasch Falten.

Die kosmetische Industrie hat darauf reagiert und bietet werbewirksam eine Fülle von Hautcremes und anderen Produkten »mit Kollagen« an. Das hört sich gut an, ist aber leider vollkommen nutzlos. Kollagen ist ein sehr großes und weitverzweigtes Molekül. Die Vor-

Eine Creme mit Kollagen ist ähnlich nährend wie ein Schnitzel auf dem Bauch.

stellung, dieses Molekül könne durch die Haut einziehen und würde sich dann in das bestehende Kollagengerüst einbauen, ist in etwa so realitätsnah wie der Gedanke, bei Hunger könne man sich auch einfach ein Schnitzel auf den Bauch legen und dieses würde dann in den Magen-Darm-Trakt einziehen.

Eine durchaus wirksame Möglichkeit, Kollagenschäden zu beseitigen und neues Kollagen aufzubauen, besteht jedoch darin, die körpereigenen Reparatur- und Synthesemechanismen zu aktivieren. Die verrichten ihre Arbeit, das wissen wir inzwischen, vor allem im Schlaf.

Es gibt ein spezielles Hormon, das für diese nächtlichen Regenerationsprozesse von ganz entscheidender Bedeutung ist. Es handelt sich um das sogenannte Wachstumshormon (englisch: human Growth Hormone, hGH). Wie der Name bereits sagt, ist das hGH vor allem in der Kindheit und Jugend für das Körperwachstum verantwortlich.

Aber auch bei Erwachsenen hat es weiterhin wachstumsfördernde Effekte. Viele Bodybuilder nutzen das.

Anabol, also wachstumsfördernd, wirkt hGH aber nicht nur im Bereich der Muskeln, sondern auch auf zellulärer Ebene. Das gilt nicht zuletzt für unsere Haut. Wachstumshormon regt die Bildung normaler Hautzellen an und es tut dies mit sichtbar positiven Effekten

Arnold Schwarzenegger verdankt dem Wachstumshormon einen wesentlichen Teil seiner Karriere.

auf das Hautbild. Gebildet wird Wachstumshormon vor allem in der Hirnanhangsdrüse, der Schaltzentrale für Hormone. Die gibt das Hormon allerdings nicht kontinuierlich über den Tag verteilt ab. Vielmehr existiert ein klar definierter Zeitpunkt, an dem die größte Menge von Wachstumshormon produziert wird. Dies passiert kurz nach Mitternacht, während der ersten Tiefschlafphase.

Diese Phase ist also ganz entscheidend. Wer nach Mitternacht noch im Büro, vor dem Fernseher oder in der Kneipe sitzt, bekommt deutlich weniger Wachstumshormon mit und dessen Haut sieht dann auch einfach älter aus.[22] Den redensartlichen Schönheitsschlaf gibt es also wirklich und er ist am effektivsten vor Mitternacht. Wer dagegen nach Mitternacht noch nicht schläft, der verliert nicht nur einen Schuh …

Hellwach von Pfunden heimgesucht

Eine weitere Erkenntnis der letzten Jahre lautet: Schlafmangel macht nicht nur vorzeitig alt. Er macht auch dick. Wer zu wenig schläft, der hat ein nahezu doppelt so hohes Risiko, übergewichtig zu werden wie jemand, der ausreichend Nachtruhe bekommt.

Eine große amerikanische Schlafstudie konnte zeigen, dass das Verhältnis von Schlafmangel zu Übergewicht nahezu umgekehrt proportional ist. Je weniger man nachts schläft, umso höher steigt der BMI.[23]

Die Gründe hierfür sind vielfältig. Einer ist ziemlich simpel: Wer lange wach ist, hat mehr Zeit zum Essen. Häufig wird dann auch nicht nur mehr, sondern

Wenn uns nach Mitternacht der Hunger noch einmal an den Kühlschrank treibt, tendieren wir nicht unbedingt dazu, uns einen frischen Salat zuzubereiten. Nein, die kalte Pizza muss es sein.

ziemlich ungesund gegessen. Denn Schlafmangel führt meistens auch zu emotionaler Instabilität. Die wiederum zieht das berühmt-berüchtigte »Carbohydrate Craving« nach sich. Um sich zu beruhigen und die Stimmung zu verbessern, wird hauptsächlich Zuckerhaltiges konsumiert. Die meisten von uns kennen das.

Darüber hinaus scheint der Schlafmangel auch hier wieder bestimmte Hormone zu beeinflussen. Und zwar ganz besonders solche, die bei uns das Hunger- und Sättigungsverhalten steuern. Fettgewebe sezerniert normalerweise ein eigenes Hormon, das sogenannte Leptin. In geringem Maße wird es auch in anderen Bereichen des Körpers gebildet, zum Beispiel im Knochenmark und in der Muskulatur. Hohe Leptinspiegel signalisieren unserem Körper: Hör auf zu essen, es reicht.

Wie nahezu jedes Hormon hat auch das Leptin einen Gegenspieler: das Ghrelin, ein appetitanregendes Hormon, das vor allem von der Magenschleimhaut und Bauchspeicheldrüse gebildet wird. Schlafmangel hat Einfluss auf beide Hormone. Das Leptin fällt ab und das Ghrelin steigt an. Zusätzlich können die Leptinrezeptoren im Gehirn abstumpfen. Wir haben also nicht nur mehr Hunger. Wir merken auch später, dass wir satt werden. Der ideale Weg zum Übergewicht.

Dem Ghrelin wäre allerdings unrecht getan, wenn wir es nun als Bösewicht abstempeln. Es hat nämlich eine wichtige regulierende Aufgabe bei der Produktion des Wachstumshormons hGH (siehe Seite 65). Auch deshalb ist die nächtliche Fastenphase ohne Kühlschrankbesuch so wichtig: Nur wenn der Körper vorübergehend hungert, wird Ghrelin ausgeschüttet.

AUF QUANTITÄT UND QUALITÄT KOMMT ES AN

»Der Schlaf ist doch die köstlichste Erfindung.«

HEINRICH HEINE

Es gibt also mehr als genug gute Gründe, ausreichend zu schlafen. Es gibt aber auch ein großes Problem: Die meisten tun es nicht. In manchen Fällen gibt es dafür sehr handfeste und nicht immer leicht zu ändernde Gründe. Wer Nachtdienste schieben oder sich um ein schreiendes Kleinkind kümmern muss, dem werden Ratschläge über eine verbesserte Schlafhygiene wahrscheinlich wenig helfen. Meistens aber lässt sich doch was machen.

GÄHN! SCHLAFSTÖRUNGEN

Die meisten Menschen, die an Schlafstörungen leiden, haben nicht das Problem, dass sie gar nicht erst ins Bett kommen oder andauernd aus dem Schlaf geholt werden. Sie haben eher das Problem, dass sie im Bett liegen, sich eigentlich auch müde fühlen, aber trotzdem nicht schlafen können. Geschätzt leiden etwa 20 bis 30 Prozent der Menschen in Deutschland unter verschiedenen Formen von Schlafstörungen. Hinter diesen können in Einzelfällen durchaus schwerwiegende Erkrankungen stecken, die einer ärztlichen Abklärung bedürfen.

Chronischer schwerer Schlafmangel kann auch zu einer eigenen Krankheit werden. Für diese Fälle gibt es Schlaflabore, in denen der Verlauf des Schlafens differenziert aufgezeichnet wird. Die Ergebnisse dienen dann zur Diagnose und Behandlung.

Nun muss nicht jeder, der schlecht schläft, sich gleich mit Elektroden am Kopf in einer Klinik überwachen lassen. Oftmals sind es einfache Maßnahmen, durch die sich das Schlafverhalten verbessern lässt. Wie bereits erwähnt, gehört die abendliche Einnahme von Schlaftabletten nicht dazu. Die hat langfristig immer eine Gewöhnung zur Folge, geht zumeist mit nicht unerheblichen Nebenwirkungen einher und führt zu einem »unnatürlichen« Schlaf, der nicht dem normalen Schlafrhythmus entspricht. Auch ist das Timing meistens nicht optimal. Viele Menschen, die Schlaftabletten nehmen, haben am

Der Schlaf weiß eine freundliche Einladung durch gute Bedingungen sehr zu schätzen.

nächsten Morgen einen entsprechenden Hangover.

Guter Schlaf beruht in erster Linie auf guten Schlafbedingungen. Da lässt sich von der Natur einiges lernen. Bären zum Beispiel verwenden viel Sorgfalt darauf, sich eine angemessene Schlafhöhle zuzulegen. Die zeichnet sich vor allem durch drei Kriterien aus: Sie ist dunkel, kühl und ruhig. Genau so sollten unsere Schlafzimmer idealerweise auch sein. Sind sie aber nicht. Das fängt zumeist mit der fehlenden Dunkelheit an.

Ihr Schlafzimmer sollte dunkel sein

Im Jahr 1879 entzündete Thomas Alva Edison zum ersten Mal eine elektrische Glühlampe. Bis dahin hatte der Sonnenuntergang bestimmt, wann es dunkel wurde. Kerzen waren teuer und gaben meistens nur wenig Licht. Inzwischen macht die Elektrizität weltweit die Nacht zum Tag. Zumindest macht sie die Nächte immer kürzer. War es damals ein Fortschritt, künstliches Licht zur Verfügung zu haben, müssen wir inzwischen große Anstrengungen unternehmen, wieder für ausreichende Dunkelheit zu sorgen. Statt dies zu tun, verschmutzen die meisten ihre Schlafhöhle aber noch mit weiteren künstlichen Lichtquellen in Form von Fernsehern, Laptops, Tablets und Smartphones. All diese Geräte verfügen über einen Bildschirm, der Lichtwellen ausstrahlt, und zwar solche von einer ganz üblen Sorte: blaues Licht. Das signalisiert dem Körper: Aufwachen, es ist Tag. Blaues Licht bringt unsere innere Uhr vollends durcheinander. Inzwischen gibt es Apps wie f.lux oder Twilight, die nach Son-

---

SCHLAF, HANDY, SCHLAF!

Vor dem Einschlafen noch schnell auf dem Handy den Messenger gecheckt, und schon ist es vorbei mit der Nachtruhe, weil wir plötzlich hellwach im Bett liegen. Vielleicht stellen Sie sich einen Handykorb ins Badezimmer, in den jeder am Abend sein ausgeschaltetes Mobiltelefon legt. Auch solche kleinen Rituale helfen, zur Ruhe zu kommen.

nenuntergang den Blauanteil weitgehend aus dem Bildschirmlicht herausfiltern. Besser ist es, das Schlafzimmer zur monitorfreien Zone zu erklären.

Lesen dagegen hilft beim Einschlafen, schon durch die sehr gleichmäßigen Augenbewegungen, die dabei erforderlich sind. Ein echtes Buch gehört also durchaus auf den Schlafzimmertisch. In einigen altmodischen Geschäften kann man auch heute noch richtige Bücher kaufen, also solche mit bedruckten Seiten. Die eignen sich einfach besser. Ein sinnlicheres Vergnügen sind sie auch.

Ihr Schlafzimmer sollte kühl sein

Hier hat sich in den letzten 150 Jahren ebenfalls viel geändert. Schlafzimmer waren früher fast immer unbeheizt. Heute sind die meisten Schlafzimmer während der kühlen Jahreszeit beheizt. In vielen Fällen sind sie auch überheizt.

Hatte man früher keinen menschlichen Körper zum Aufwärmen neben sich, so war der ultimative Luxus ein warmer Ziegelstein unter der Matratze.

Zu warm schlafen zu müssen, das mag unser Körper gar nicht. Denn seine Temperatur sinkt während der Nacht leicht ab. Auch das ist ein Teil des Regenerationsprozesses. Der funktioniert aber nicht gut, wenn die Außentemperatur zu hoch ist. Im Übrigen verliert der Körper bei hohen Temperaturen viel Wasser. Schlaf an sich ist bereits dehydrierend. Schlafen wir zusätzlich in überheizten Zimmern, so lässt das den Körper noch mehr austrocknen. Da führt dann auch der »Schönheitsschlaf« nicht mehr zu den gewünschten

Resultaten. Die Devise heißt also: Keep it cool. 18 Grad Celsius sollten in der Schlafhöhle nach Möglichkeit nicht überschritten werden.

Ihr Schlafzimmer sollte leise sein

Neben der oben beschriebenen »Lichtverschmutzung« ist auch die »Lärmverschmutzung« ein zunehmendes Problem der Moderne. Irgendwer und irgendwas macht immer Krach. Da gibt es nur zwei Möglichkeiten. Entweder Sie schützen sich durch Ohrstöpsel vor dem Lärm. Diese Stöpsel empfinden aber viele Menschen als Fremdkörper, die wiederum den Schlaf stören. Die zweifellos bessere Lösung besteht also darin, die Lärmquellen auszuschalten oder zumindest zu reduzieren.

Spätestens hier kommen wir zu einem ziemlich heißen Thema. In vielen Fällen ist nämlich die nächtliche Lärmquelle der Ehepartner beziehungsweise Lebensabschnittsgefährte, mit dem man sich das Bett teilt. Da schätzen wir es zwar durchaus, wenn er, beziehungsweise sie, angesichts entsprechender Aktivitäten sein Vergnügen lautstark äußert.

Beim Schnarchen können Lärmpegel von bis zu 90 Dezibel erreicht werden. Das ist in etwa so laut wie eine Kreissäge.

Danach sollte allerdings auch Ruhe sein. Aber nicht jeder Bettgenosse hält sich daran. Vor allem Männer können nächtens zu einem erheblichen Störfaktor werden. Sie atmen entweder tief und hörbar, bewegen sich dauernd, müssen nachts prostatabedingt sanitär entspannen oder – die Höchststrafe – sie schnarchen.

Probleme kann es auch bereiten, wenn unterschiedliche Chronotypen ihr Bett teilen müssen. Ist er eine Eule und sie eine Lerche, dann dreht er abends um 11 Uhr noch einmal richtig auf und weckt sie aus dem ersten Tiefschlaf. Sie dagegen wird am nächsten Morgen bereits gegen 6 Uhr munter, wenn er noch mindestens dreimal die Schlafseite wechseln will. Der umgekehrte Fall ist natürlich auch möglich. Chronotypen sind nicht geschlechtsspezifisch.

Man muss nicht unbedingt die Überzeugung von Woody Allen teilen, der behauptete: »Das Geheimnis einer glücklichen Ehe sind getrennte Schlafzimmer«. Aber auf keinen Fall sind getrennte Schlafzimmer das Zeichen einer unglücklichen Ehe.

Wie auch immer, es ist eine Tortur. Aber auch dafür gibt es eine einfache Lösung: getrennte Schlafzimmer. So einfach die Lösung ist, so problematisch ist sie auch.

Getrennte Schlafzimmer bedeuten für viele immer noch: Das gemeinsame (Ehe-)Leben steht kurz vor dem Aus. Zumindest Sex findet in getrennten Betten nicht mehr statt. Eigentlich kann man dann auch gleich ausziehen.

Was natürlich Unsinn ist. Eine Partnerschaft beweist nicht dadurch ihre Qualität, dass der eine dem anderen jede Nacht seinen Schlaf opfert. Man höre und staune: Sex ist durchaus auch möglich, wenn man sich dazu immer mal wieder im Bett des einen oder anderen trifft.

Ausgeschlafen geht außerdem vieles besser – nicht nur im Beruf, sondern auch im Privatleben. Liebe bedeutet nicht unbedingt, dass man nun absolut alles mit dem Partner gemeinsam macht. Die meisten von uns duschen ja gewöhnlich auch alleine.

Abschließend sollten wir noch eine Frage klären: Kann man auch zu viel schlafen? Einige neuere Studien legen dies tatsächlich nahe.[24] Danach haben Langschläfer, die 9 Stunden und mehr schlafen, eine kürzere Lebenserwartung als diejenigen, die »normale« 7 bis 9 Stunden im Schlaf verbringen. Wie so oft lohnt es sich, die Studie ein wenig genauer unter die Lupe zu nehmen. Dabei stellt sich heraus, dass viele dieser Untersuchungen an Kranken (vor allem an Krebskranken) oder an Bevölkerungsgruppen mit einem hohen Prozentsatz an chronischen Leiden durchgeführt wurden. Kranke haben insgesamt ein höheres Schlafbedürfnis. Sie sterben meist auch eher. Insofern ist es klar, dass derartige Statistiken verfälscht sind. Es gibt kein oberes Schlaflimit.

Man kann zu viel essen und man kann zu viel trinken. Man kann sogar zu viel Sport treiben. Man kann aber nicht zu viel schlafen. Wer genug geschlafen hat, wacht auf.

Damit kommen wir noch einmal auf unsere Büroschläfer vom Anfang dieses Kapitels zurück. Wir tun dies aber nicht, um auf ihre Kosten noch einmal Witze zu machen. Ich habe es ja versprochen.

Schlaf als eine rein nächtliche Aktivität zu betrachten war lange Zeit nützlich, um die Arbeitswelt zu organisieren. Der menschlichen Biologie entspricht das aber nicht. Die sieht vor, dass wir auch tagsüber kurze Auszeiten einlegen. Jeder kennt zum Beispiel das kleine Leistungstief nach dem Mittagessen, wenn man am liebsten die Füße hochlegen und nichts mehr tun will. Bekämpft wird das zumeist mit einer Tasse Kaffee und mehr oder weniger mit Selbstdisziplin. Schlafforscher und sogar Betriebsärzte weisen inzwischen darauf hin, dass es an dieser Stelle das Beste wäre, das zu tun, wonach unser Körper verlangt: ein kleines Schläfchen zu halten.

In anderen Ländern ist dies sozial durchaus akzeptiert. In Südamerika, Spanien und manchen Mittelmeerländern ist die mittägliche Siesta Teil der Kultur, auch wenn dieses Ritual in den letzten Jahren immer mehr zum Opfer der Globalisierung geworden ist.

In Japan dagegen ermuntern Chefs ihre Mitarbeiter zum »Inemuri«, was in etwa bedeutet »schlafend anwesend sein«. Wer in Japan öffentlich schläft, gilt als jemand, der offenbar hart arbeitet und sich seine kleine Auszeit redlich verdient hat.

Auch im dynamischen Silicon Valley hat man längst erkannt, dass diejenigen, die sich mittags oder zwischendurch eine Schlafpause von 20 bis 30 Minuten gönnen, *Wer den Büroschlaf belächelt, der hat einfach die neuesten Erkenntnisse der Chronobiologie verschlafen.* anschließend kreativer und leistungsfähiger sind. Entsprechend richten Google und Co. in ihren ultramodernen Büros Liegeräume und Ruhekabinen ein. Wer sich dorthin zurückzieht, macht selbstverständlich keine Siesta, sondern einen Power Nap. Im Prinzip das Gleiche, es klingt aber hipper. Bei uns heißt es dagegen weiterhin Büroschlaf und hat ein denkbar schlechtes Image.

Doch wer im Einklang mit seinen inneren Rhythmen lebt, ist gesünder und leistungsfähiger. Es sind die ausgeschlafenen Mitmenschen, die am kreativsten sind.

TRÄUME:
WENN DER GEIST
SPAZIEREN GEHT

» Wenn's so recht schwarz wird
um mich herum,
hab ich meine besten Besuche.«
FRIEDRICH VON SCHILLER

Widmen wir uns zum Schluss noch einem besonders aufregenden Kapitel unseres Schlaflebens: dem Träumen. Alle gesunden Menschen träumen regelmäßig. Auch höher entwickelte Tiere tun dies. Aber warum tauchen wir Nacht für Nacht ab in jene fantastische Welt mit ihren bunten Bildern, wilden Geschichten, intensiven Gefühlen und manchmal auch erschreckenden Erlebnissen? Zu allen Zeiten und in allen Kulturen haben sich Menschen mit der Frage beschäftigt, welche Funktion das Träumen hat. Sind in unseren Träumen Botschaften enthalten, die uns tagsüber verschlossen bleiben?

Die moderne Traumforschung sieht in unseren nächtlichen Fantasiereisen vor allem eine spezielle Methode, um die Erfahrungen des Tages oder auch weiter zurückliegende Erlebnisse zu verarbeiten. Ähnlich wie im Tiefschlaf das Gelernte neu sortiert wird, hilft uns die Traumphase dabei, unsere Gefühlswelt neu zu ordnen.

SPÄTVORSTELLUNG IM KOPFKINO

Vieles wird im Traum noch einmal durchlebt, aber mit einer anderen Gewichtung. Das hilft offensichtlich, unser inneres Gleichgewicht wiederherzustellen. Träume heilen uns emotional.[25] Träume können uns auch zu guten Ideen verhelfen. Viele Künstler lassen sich durch sie inspirieren. Musiker hören im Traum neue Melodien, Maler sehen Bilder, die sie dann auf die Leinwand bannen, und selbst Naturwissenschaftler nutzen immer wieder die Kraft der Träume für ihre Arbeit. Der deutsche Chemiker Friedrich August Kekulé berichtete zum Beispiel immer wieder, wie er 1865 eines der größten Rätsel der organischen Chemie gelöst hat, nämlich die Molekularstruktur des Benzols. Monatelang hatte Kekulé in seinem Labor an dem Problem herumgetüftelt, war aber zu keiner befriedigenden Antwort gekommen. Dann

»ES« ALLEIN ZU HAUS

Für Sigmund Freud war Träumen der »Königsweg zum Unterbewusstsein«. Hier konnte sich das »Es« frei ausleben, ohne vom bevormundenden »Über-Ich« kontrolliert zu werden. Schnell hatte der Wiener Seelenarzt die Bildsprache unseres Kopfkinos in seinem Sinne entschlüsselt. Jeder Turm ein Penis, jede Höhle ein weibliches Genital, jeder Treppenaufstieg ein Koitus. Das mag inzwischen Teil der kollektiven Kultur geworden sein. Wissenschaftler nehmen das allerdings nicht mehr ganz so ernst. Etwas interessanter sind, auch heute noch, die Arbeiten vom Kollegen C. G. Jung.

hatte er in mehreren Nächten immer wieder denselben Traum. Ihm erschien eine Schlange, die sich selbst in den Schwanz biss. Eines Morgens wachte er auf und ihm war schlagartig klar: Benzol ist ein ringförmiges Molekül.

Für Menschen, die das Leben auskosten wollen, bedeutet das: Träume sind viel mehr als sinnloses nächtliches Geflacker im Gehirn. Sie sind wichtig für unsere Gesundheit und können zur Quelle von Glück und Inspiration werden. Wenn Sie am Tag ein Problem durch intensives Nachdenken nicht lösen können, dann geben Sie Ihrem Gehirn nachts die Möglichkeit, Abstand zu gewinnen, frei zu assoziieren und das Problem einmal in einem anderen Licht zu betrachten. Häufig findet es dabei Lösungen, die dem bewussten Nachdenken versagt sind.

»Bei Tag und Nacht, schlafend und wachend, besteht der Mensch aus zwei Wesen, die einander fremd sind, aber am gleichen Geiste teilhaben.«
(Prentice Mulford)

Träume sind unsere Auszeit von der Wirklichkeit. Wer lernt, sie zu nutzen, der bereichert sein Leben.

Die faszinierende Kunst des Klartraums

Manche Menschen entwickeln eine ganz besondere Fähigkeit: Sie sind sich während des Träumens bewusst, dass sie träumen, und können sogar in das Traumgeschehen eingreifen. Man nennt dies »Klarträumen« oder »Luzides Träumen«. Ein besonders hübscher Ausdruck für luzide Träumer ist Oneironauten, abgeleitet von dem griechischen *oneiros*, Traum, und *nautes*, Seefahrer. Für solche Seefahrer durch die Traumwelt eröffnen sich viele Möglichkeiten. Zum einen besitzen sie die Fähigkeit, sich bei Albträumen selbst aufzuwecken. »Das ist doch alles gar nicht wahr, das träume ich doch nur« ist eine Erkenntnis, die sie im Traum überkommt und Albträume schnell beendet. Noch attraktiver aber ist es, Träume gezielt zu nutzen. Geübte Oneironauten sind im Traum Herren ihrer eigenen Fantasie. Fliegen, durch Wände gehen, fantastischer Sex – alles kein Problem.

Wie erreiche ich das? Einige beneidenswerte Mitmenschen können es einfach so. Aber es gibt auch Techniken, Klarträumen zu erlernen. Zum Beispiel bei einem der Pioniere der Klartraumforschung, dem Psychologen Stephen LaBerge (siehe Buchtipp Seite 159).

Die Grundlagen des Klarträumens sind inzwischen wissenschaftlich gut abgesichert. Es gibt keine Erfolgsgarantie, aber selbst wenn wir nicht zu luziden Träumern werden, fördern die erlernbaren Techniken doch unsere Fähigkeiten zur Metakognition. Wer über das Denken nachdenkt, denkt besser. Er lebt auch bewusster und intensiver. Und er steigert seine Genussfähigkeit.

REALITY-CHECK

Wenn Sie sich tagsüber immer mal wieder kurz fragen »Träume ich oder wache ich?«, so verinnerlicht das Gehirn dies und stellt sich die Frage auch nachts im Schlaf. Da ist die Antwort dann häufig »Dies ist ein Traum«. Dann wissen Oneironauten, dass ihr Traumschiff die Segel setzen kann.

Lust und Liebe

Warum Sex für das Altern verantwortlich ist, aber durchaus auch Spaß machen kann

In diesem Kapitel beschäftigen wir uns mit einer fundamentalphilosophischen Frage: Warum haben wir eigentlich Sex? Die spontane Antwort lautet zumeist: »Weil es Spaß macht und der Fortpflanzung dient.« Beides ist allerdings nur bedingt richtig.

EINE GUTE LAUNE
DER NATUR

*»Die Neugier steht immer an erster Stelle des Problems,
das gelöst werden will.«*

GALILEO GALILEI

Wohl jeder von uns erinnert sich an den ein oder anderen Sexualakt, der nicht unbedingt ein Höhepunkt war, geschweige denn zu einem solchen führte. Und was die Fortpflanzung betrifft: Die geht auch ohne Sex. Rund drei Milliarden Jahre lang ging es sogar ganz ohne. Da waren die Einzeller auf der Erde noch unter sich. Die hatten für das Problem eine so einfache wie praktische Lösung: Sie teilten sich einfach. Keine aufwendige Partnersuche, keine teuren Dinner, kein Beziehungsstress, keine Gefahr, sich mit fiesen Mikroben anzustecken.

ALTERN IST DER PREIS

Vieles wäre in der Tat einfacher, hätte die Natur das Prinzip der Fortpflanzung durch Teilung beibehalten. Stellen Sie sich vor: Abends gehen Sie ins Bett und am nächsten Morgen liegen Sie neben sich. Wahrscheinlich müssten Sie sich kurz die Frage stellen: »Wer bin ich und wenn ja, wie viele?« Unkomplizierter wäre es auf jeden Fall.

Vom einzelligen Einheitsbrei zur vielzelligen Vielfalt

Die Evolution hat sich dann aber doch anders entschieden. Nachdem die Einzeller fast drei Milliarden Jahre lang unter sich geblieben waren, entstanden vor etwa 600 Millionen Jahren die ersten Vielzeller. Das war eine wirklich kreative Idee. Jetzt konnte man nämlich das Prinzip der Arbeitsteilung einführen. Die wichtigen Erbinformationen blieben weiterhin in einer Keimzelle. Die anderen Zellen entwickelten sich zu Körperzellen. Die konnten sich mit ganz unterschiedlichen Dingen beschäftigen, wie Nahrung verdauen, Licht wahrnehmen, Fortbewegung steuern… Eines wurde für diese ersten Vielzeller allerdings zunehmend schwierig: sich durch Teilung zu vermehren.

Schnell war klar: Die Fortpflanzung musste völlig neu organisiert werden.

Das war die Geburtsstunde des Sex. Ab jetzt wurde Fortpflanzung Teamarbeit. Zwei Vielzeller treffen sich, lassen die Körperzellen weiter ihren Aufgaben nachgehen, verschmelzen ausschließlich ihre Keimzellen miteinander und zeugen damit Nachwuchs.

Dies brachte noch einen weiteren großen Vorteil mit sich. Dadurch, dass sich nun zwei unterschiedliche Erbanlagen völlig neu miteinander vermischten, entstand eine deutlich größere genetische Vielfalt. Evolutionsbiologisch kam jetzt richtig Bums unters Röckchen. Viele neue lustige Lebewesen entstanden. Vom Nacktmull über das Hängebauchschwein bis zum Homo sapiens (in der Biosystematik der Unterordnung der Trockennasenprimaten zugehörig) vögelte sich die Natur nach oben.

Es gibt nichts umsonst...

Wie so häufig forderte der Fortschritt aber auch hier seinen Tribut. Der Preis, den wir für die Vielzelligkeit, die Artenvielfalt und die Fortpflanzung durch Sexualität bezahlen müssen, heißt Altern. Um das zu verstehen, werfen wir noch einmal einen kurzen Blick zurück auf unsere Einzeller. Die hatten zwar auch nicht immer ein einfaches Leben. Ein geradezu paradiesisch anmutendes Privileg allerdings besaßen sie: Sie alterten nicht. Was zahlreiche Anti-Aging-Ratgeber ihren Lesern versprechen, aber immer noch nicht einhalten können – die Bakterien und Einzeller schaffen es ganz ohne Lesen: Sie sind für immer jung.

Natürlich können auch Einzeller sterben. Finden sie keine Nahrung, wird es zu heiß oder zu kalt oder fallen sie einem Fraßfeind zum Opfer, ist auch für sie der Drops gelutscht.

Normalerweise steht am Lebensende eines Einzellers nicht der Tod, sondern das Gegenteil: zwei neue Leben, entstanden durch Zellteilung. Würden Einzeller altern, so käme die nachfolgende Generation ja bereits alt zur Welt. Von weiteren Nachkommen ganz zu schweigen.

Altern kam also erst dann in die Welt, als die Vielzeller Keim- und Körperzellen voneinander trennten und die sexuelle Fortpflanzung einführten. Wobei man auch hier differenzieren muss. Die Keimzellen sind weiterhin unsterblich. Die Körperzellen dagegen altern.

Altern ist also vor allem der Preis, den wir für die Erfindung der Sexualität zahlen müssen. Irgendwie schon etwas traurig, ein Kapitel über Sexualität mit so einer Erkenntnis beginnen zu müssen.

DER KÖRPER ALS EINWEGPRODUKT

Der britische Evolutionsbiologe Tom Kirkwood hat die oben beschriebene Tatsache zu einer der einflussreichsten Theorien des Alterns ausgearbeitet: Er begründete die Disposable-Soma-Theorie.[26] Unser Körper (Soma) ist danach nichts anderes als eine biologische Maschine, deren Aufgabe es ist, die in den Keimzellen befindlichen Erbanlagen in die nächste Generation zu bringen. Ist dies erfolgt, wird dieser Körper zunehmend nutzlos und überflüssig. Er ist ein Wegwerfprodukt (disposable), das seine Funktion erfüllt hat und auf dessen Erhalt die Natur nun keinen sonderlich großen Wert mehr legt. Genau das ist der Grund, warum mit 40 allmählich unsere Haare grau werden und die Arterien zu verkalken beginnen und warum wir spätestens mit 60 anfangen sollten, auf einen Treppenlift zu sparen.

JETZT DIE GUTEN NACHRICHTEN!

Zum einen gehört Sexualität neben Essen und Trinken ja durchaus zu den angenehmen Seiten des Lebens. Manche zahlen dafür ja sogar gerne was. Zum anderen kann Sexualität auch helfen, das Altern zu verlangsamen und die Gesundheit zu erhalten. Schauen wir uns das einmal ein bisschen genauer an.

Im Kapitel über Bewegung haben wir bereits darauf hingewiesen, wie wichtig der Faktor körperliche Aktivität ist. Unser Organismus profitiert ungemein, wenn wir in regelmäßigen Abständen für eine gewisse Zeit ins Schwitzen kommen, unseren Kreislauf aktivieren, tiefer durchatmen und uns mal so richtig auspowern. Das geht alles auch beim Sex. Man muss Sexualität deshalb nicht unbedingt als Sportprogramm ansehen. Wem es ausschließlich um die körperliche Fitness geht, der ist im Sportstudio oder auf der Tartanbahn sicher besser aufgehoben. Aber wenn Sex diesbezüglich einen Zusatznutzen hat, so ist dies ja auch nicht schlecht.

Und den hat er durchaus. Während eines Liebesaktes verbrennt der Körper durchschnittlich etwa 200 Kalorien. Viel mehr schaffen Sie mit Ausdauersport auch nicht. Speziell für Männer ergibt sich dabei noch ein weiterer positiver Aspekt. Beim Sex schüttet das Gehirn Luteinisierendes Hormon (LH) aus. Das regt die Testosteronbildung im Hoden an. Die Nummer eins unter den männlichen Geschlechtshormonen sorgt wiederum dafür, dass Fett verbrannt und Muskeln aufgebaut werden.

Jeder Landwirt weiß: Ein guter Hahn wird nicht fett. Und jeder gute Endokrinologe kann erklären, warum das so ist.

Testosteron ist allerdings nicht das einzige Hormon, das bei Sex vermehrt ausgeschüttet wird. Auch die uns bereits bekannte Trias aus Glückshormonen (Dopamin, Serotonin und Endorphine) gehört dazu. Insbesondere die Endorphine wirken dabei wie eine Art körpereigenes Morphium. Anders ausgedrückt: Kopfschmerzen und Migräne sollten definitiv kein Grund sein, auf Sex zu verzichten. Im Gegenteil. Ein kleines Nümmerchen ersetzt häufig eine Kopfschmerztablette. Guter Sex ist eine empfehlenswerte medizinische Maßnahme mit angenehmen Nebenwirkungen, wenn Sie unter Kopfweh leiden.

Bonding statt Bondage

Ein weiteres Hormon spielt beim Sex eine wichtige Rolle: Vor allem beim Orgasmus wird reichlich Oxytocin ausgeschüttet, aber auch schon beim innigen Blick in die Augen des anderen. Oxytocin ist eine Art Bindungs- und Kuschelhormon.

Beim Stillen wird Oxytocin durch das Nuckeln des Babys an der Brust stimuliert und bewirkt einen besseren Milchfluss. Gleichzeitig hat es eine beruhigende Wirkung und ist wichtig für eine enge Mutter-Kind-Beziehung.

Verhaltenstherapeuten nennen diese besondere Art von Verbindlichkeit inzwischen Bonding.[27] Dass das Hormon Oxytocin ausgerechnet beim Orgasmus ausgeschüttet wird, macht durchaus Sinn. Auch hier wird seitens der Frau eine enge gefühlsmäßige Verbindung zu ihrem Sexualpartner vor allem dann aufgebaut, wenn sie bei ihm zum Orgasmus kommt. Und das gelingt ja meist nur mit den Netten.

Auch Männer schütten dabei im Übrigen reichlich Oxytocin aus. Was man zumeist umgehend merkt. Wie gesagt wirkt Oxytocin aggressionshemmend und entspannend. In vielen Fällen hat dies zur Folge, dass Männer nach dem Orgasmus dazu neigen, schnell und friedlich einzuschlafen wie ein zufriedenes Baby. Gelegentlich geschieht das sogar so schnell, dass es die Frau ein wenig irritiert. Letztendlich ist es aber ein Zeichen, dass der Liebesakt offensichtlich besonders befriedigend war.

Sex ist also nicht nur ein wunderbares Schmerzmittel, sondern auch ein ideales Schlafmittel. Für Männer bedeutet das: Schlagen Sie bei Einschlafstörungen Ihrer Partnerin doch einfach eine kleine Extrarunde vor…

Gesundheitsvorsorge de luxe

Sex stimuliert nicht nur eine ganze Palette von Hormonen, die uns schlank, entspannt und glücklich machen. Der damit verbundene Austausch von Körperflüssigkeiten hat noch sehr viel weitergehende Wirkungen.

Es beginnt bereits beim Küssen. Zum einen regt Küssen die Speichelbildung an. Das schützt vor Karies und Parodontose. Küssen empfiehlt daher inzwischen auch der Zahnarzt seiner Familie.

Zum anderen werden bei jedem Kuss etwa 4000 Bakterien ausgetauscht. Das empfanden vor wenigen Jahren noch die meisten Menschen – Ärzte eingeschlossen – als eher fies und gefährlich. Heute nicht mehr. Denn inzwischen hat man erkannt, dass nur die wenigsten Bakterien Krankheitserreger sind. Mit den meisten leben wir in wunderbarer Harmonie zusammen. Viele sind sogar überaus nützlich für uns.

Die Bakterien überwiegen dabei übrigens rein zahlenmäßig unseren Körperzellen. Eigentlich sind wir also Gast bei ihnen. Aber nicht

Die Mikrobiomforschung hat in den letzten Jahren für viel Aufsehen gesorgt. Sie sieht den menschlichen Organismus als ein riesiges Ökosystem, in dem körpereigene Zellen und unterschiedliche Bakterien zum gegenseitigen Nutzen friedlich zusammenleben.

nur auf die Menge kommt es an, sondern auch auf die Vielfalt. Je unterschiedlicher die Bakterien, umso stärker unser Immunsystem und umso gesünder der Mensch.[28] Logisch zu Ende gedacht bedeutet es auch, dass der gesundheitliche Nutzen des Küssens am größten ist, wenn man nicht immer denselben beziehungsweise dieselbe küsst. Aber das sind natürlich Entscheidungen, die man nicht ausschließlich unter präventivmedizinischen Gesichtspunkten treffen sollte.

Sperma: ein wahrer Gesundbrunnen

Seit Langem ist bekannt, dass sich in der Samenflüssigkeit des Mannes reichlich Vitamine, Proteine und das für unser Immunsystem so wichtige Zink befinden. Nun gut, all das kann man auch aus anderen Quellen bekommen. Beim Testosteron wird es aber schon schwieriger. Auch das findet sich in hohen Konzentrationen im Sperma und wird von der Vaginalhaut der Frau aufgenommen. Das hebt die Stimmung und die Libido. Denn Testosteron macht Lust auf Sex – auch bei Frauen.

Damit aber noch nicht genug zum Jungbrunnen Sperma. Wissenschaftler isolierten vor einigen Jahren aus der Samenflüssigkeit die Substanz Spermidin, die inzwischen zu den vielversprechendsten Anti-Aging-Wirkstoffen überhaupt gehört. Wie die bereits vorgestellten sirtuinaktivierenden Pflanzenstoffe stimuliert auch Sper-

»OHNE« KANN SICH LOHNEN

Mit dem Spruch »Man(n) kommt nicht mehr ohne« wurden lange Zeit Kondome beworben. Wenn es um den Schutz vor Infektionen oder ungewollten Schwangerschaften geht, ist dies auch weiterhin wichtig. Spielt beides keine Rolle, zum Beispiel in einer festen Partnerschaft, so gilt jedoch ganz klar: Sex ohne Kondom macht nicht nur mehr Spaß, er ist auch gesünder.

ALTERNATIVEN, DIE SCHMECKEN

Für all diejenigen, die nicht so recht auf den Geschmack kommen: Spermidin findet sich auch in einer Reihe von Nahrungsmitteln. Käse, Weizenkeime und Sojabohnen gehören dazu.

midin im Körper vor allem Autophagieprozesse, also die Entsorgung und Wiederverwertung molekularen Abfalls in den Zellen. Davon profitiert unser gesamter Organismus, ganz besonders aber unser Gehirn. Denn dort führt die Verklumpung von Eiweißabfallstoffen zu den gefürchteten Beta-Amyloid-Plaques, welche die wesentliche Grundlage für die Alzheimer-Demenz bilden.

Beta-Amyloid-Plaques sammeln sich im Laufe der Jahre im Gehirn an und werden dort zu den Grabsteinen unseres Gedächtnisses. Spermidin hilft.

Mäuse, denen Spermidin verabreicht wurde, erkrankten sehr viel seltener an Demenz. (Ja, auch Mäuse werden im Alter vergesslich.) Darüber hinaus lebten sie um 25 Prozent länger als ihre übrigen Artgenossen.[29] Inzwischen laufen an der Berliner Charité erste Versuche an menschlichen Alzheimerpatienten.

Das neue Anti-Aging-Wundermittel heißt also Spermidin. Die immer wieder überaus kontrovers diskutierte Frage »Runterschlucken oder ausspucken?« dürfte damit aus medizinischer Sicht beantwortet sein. Runterschlucken schützt vor Alzheimer.

DIE PAAR PROBLEME

»*Verschloss'ne Glut ist's, die am tiefsten wühlt.*«

WILLIAM SHAKESPEARE

Bei allen Vorzügen, welche die Sexualität mit sich bringt, gibt es aber natürlich auch Probleme. Ein gar nicht so seltenes besteht darin, dass kein Partner vorhanden ist. Der Volksmund hält für diesen Fall den Rat bereit: »Fehlt der Partner dir zur Liebe, stell halt um auf Handgetriebe.« Aber ist das auch gesund? Jahrhundertelang hat man schließlich Heranwachsenden und allen anderen diesbezüglich Gefährdeten gepredigt, dass Onanie nicht nur eine schwere Sünde sei, sondern auch zu schrecklichen Krankheiten führe. Rückenmarkschwindsucht war da noch das Wenigste.

Leider ist auch angesichts der überzeugenden Studienlage nicht davon auszugehen, dass »Playboy«, Jungbauernkalender oder andere Hilfsmittel für die Selbstliebe bald vom Präventionsfond der Krankenkassen bezahlt werden.

Inzwischen besteht zumindest von medizinischer Seite kein Zweifel mehr: Auch Masturbation ist gesund. Die körperliche Aktivität mag reduziert sein, die hormonellen Reaktionen sind prinzipiell die gleichen. Testosteronanstieg durch die sexuelle Stimulation, Oxytocinausschüttung und damit Stressreduktion beim Orgasmus.

Männer profitieren sogar in ganz besonderer Weise. Eine im britischen Fachblatt »New Scientist« veröffentlichte Studie ergab: Männer zwischen 20 und 50 Jahren reduzieren ihr Prostatakrebsrisiko um 30 Prozent, wenn sie mindestens fünfmal in der Woche onanieren.[30] Der Leiter der Studie erklärte diesen Effekt folgendermaßen: »Je öfter die Leitung durchgespült wird, umso weniger bleibt darin hängen, was die Zellen schädigt.« Anders ausgedrückt: Halt dein Rohr sauber!

Eines steht fest: Die überaus unnett gemeinte, gleichwohl immer noch geläufige, an Männer gerichtete Beschimpfung »Du Wichser« für wenig geschätzte Exemplare der Spezies hat endgültig ausgedient. Das heißt ab sofort: »Du Prostatakrebsrisikoabsenker.«

MIT SECHSUNDSECHZIG JAHREN ...

Fassen wir zusammen: Sex und Kuscheln machen Spaß und sind gut für die Gesundheit, und zwar in jeder Form und in jedem Alter. Auch schon kleine Berührungen im Alltag stärken die Gesundheit – und die Seele sowieso. Was für die kleinen Häppchen allgemein anerkannt ist, das gilt aber nicht unbedingt für das große Festmahl: Sexualität im höheren Lebensalter ist eines der letzten verbliebenen großen Tabuthemen. Zumeist fängt es mit kleinen Scherzen und gemeinen Witzeleien an. Zu meinem 40. Geburtstag etwa schenkten mir gleich drei Freunde unabhängig voneinander ein dickes und schön gebundenes Buch mit dem Titel »Dein Sexualleben ab 40«. Das Buch hatte lauter leere Seiten.

Derartige Scherze haben Tradition. Menschen, die im Alter noch sexuell aktiv sind, waren über Jahrhunderte hinweg Zielscheibe von Spott und Häme. So ist der »Lustgreis« seit dem Mittelalter eine feste Figur in der Theaterwelt und die »Dolle Olle« durfte auch im 20. Jahrhundert in kaum einer Boulevardkomödie fehlen. Im Kino gibt es neben dem Spiel mit Altersunterschieden kaum prickelnde Romanzen zwischen Älteren.

KUSCHELN FÜR ALLE

Der Publizist und Sexualwissenschaftler Oswald Kolle wurde für die Deutschen in den 1960er-Jahren so etwas wie der Aufklärer der Nation. Seine Filme wie »Deine Frau / Dein Mann, das unbekannte Wesen« waren Kassenschlager, die damals nicht nur für Interesse, sondern auch für Empörung sorgten. Heute wirken sie geradezu rührend harmlos. Kolle, der 2010 verstarb, sorgte auch in seinen letzten Lebensjahren noch für Aufregung und brach ein letztes Tabu. Seine Forderung, in Altersheimen Kuschelzonen einzurichten und den Heimbewohnern ungestörte sexuelle Begegnungen zu ermöglichen, stieß bei den Institutionen auf, sagen wir es mal so, wenig Gegenliebe. Den Heimverwaltungen fehlten die Räume und noch häufiger das Verständnis. Selbst junge Altenpfleger und -pflegerinnen zeigten sich wenig angetan. Die meisten fanden bereits den Gedanken »voll eklig«.
Dabei zeigen alle großen Studien zum Thema: Der Mensch bleibt sein Leben lang ein sexuelles Wesen. Weder das Alter noch die Wechseljahre oder sinkende Hormonspiegel ändern daran etwas.

FRÜHER WAR ALLES ... ANDERS

*»Nichts in der Geschichte des Lebens
ist beständiger als der Wandel.«*

CHARLES DARWIN

Die sexuellen Bedürfnisse bleiben, die sexuelle Erlebnisfähigkeit auch. Orgasmen eingeschlossen. Dennoch wäre
es natürlich albern zu leugnen, dass sich mit dem Alter
schon auch einiges ändert.

FRAUEN AM RANDE DES NERVENZUSAMMENBRUCHS?

Für Frauen bedeutet der Eintritt in die Wechseljahre das
Ende der Fruchtbarkeit. Das Thema Kinderkriegen hat
sich erledigt. Das Thema Sexualität natürlich nicht. Jene
religiösen Fanatiker, die Sex ohne Fortpflanzungsabsicht
als Sünde betrachten, werden glücklicherweise ja immer
weniger. Im Übrigen muss das Ende der Fortpflanzungs-
fähigkeit kein Nachteil sein. Befreit von der Sorge um
ungewollte Schwangerschaften und ungestört durch Blu-
tungen können die Partner nun entspannt aufspielen.
Überhaupt bringt diese Lebensphase oft neue Energien
zum Vorschein und ein attraktives Ruhen in sich selbst.

»WAS DAS HERZ BEGEHRT«

In dieser höchst sehenswerten Komödie spielt Jack Nicholson einen alternden Womanizer, dessen Hauptaktivität darin besteht, sehr jungen Mädchen nachzujagen. Die Mutter eines dieser Mädchen fällt damit zwar nicht in sein Beuteschema, sie entflammt aber dennoch seine Gefühle. Als die beiden zum ersten Mal miteinander ins Bett steigen, vergisst er mit der Routine des erfahrenen Lebemannes natürlich nicht zu fragen: »Und wie sieht es aus mit der Empfängnisverhütung?« Die Antwort seiner von Diane Keaton hinreißend gespielten Geliebten besteht achselzuckend aus nur einem Wort: »Menopause.« Was wiederum Nicholson jenes wölfische Grinsen ins Gesicht treibt, für das wir ihn lieben.

Damit die Lust bleibt...

Die Menopause ändert bei Frauen weder etwas am sexuellen Verlangen noch an der Orgasmusfähigkeit. Gleichwohl kann sie die Sexualität beeinträchtigen. Und zwar aus einem relativ einfachen Grund: Durch den Östrogenmangel werden Haut und Schleimhäute dünner und trockener. Das wirkt sich vor allem in der Scheide aus. Das Eindringen wird erschwert, an der jetzt viel empfindlicheren Scheidenhaut kommt es schnell zu kleinen Einrissen und Verletzungen. Das verursacht Schmerzen. Was Schmerzen bereitet, mögen wir auf Dauer nicht. Wenn Sex wehtut, ist irgendwann die Lust auf Sex weg.

Um sie wiederherzustellen, braucht es allerdings keinen großen Aufwand. In vielen Fällen ist es schon ausreichend, die fehlenden Östrogene einfach wieder zuzuführen. Und zwar als eine rein lokale Therapie. Zwei- bis dreimal in der Woche abends ein östrogenhaltiges Zäpfchen oder eine entsprechende Creme in die Scheide – und die Sache lässt sich wieder genießen. Ihre Gesichtshaut pflegen Sie ja schließlich auch täglich.

Ein weiteres anatomisches Problem kann den Sex in und nach den Wechseljahren ebenfalls beeinträchtigen: Verliert der Beckenboden seine Stabilität, so kommt es zu einer sogenannten Senkung. Das ist nicht zuletzt auch deshalb unangenehm, weil damit häufig ein unwillkürlicher Urinverlust einhergeht. Das sind zwar oft nur ein paar Spritzer. Peinlich ist es den betroffenen Frauen natürlich trotzdem. Häufig hat es dann sogar zur Folge, dass auf Sex völlig verzichtet wird.

Davon geplagt sind vor allem Frauen, die mehrere oder besonders große Kinder geboren haben. Dadurch wird der Beckenboden bei der Geburt überdehnt. Kommt dann im Alter ein zunehmender Abbau von Muskeln und Bindegewebe hinzu, ist die Senkung häufig vorprogrammiert. Das ist für die betroffene Frau nicht angenehm. Wenn das »beste Stück« des Sexualpartners keinen Halt mehr findet (umgangssprachlich als »Lost-Penis-Syndrom« bezeichnet), gleicht die Zusammenkunft nicht selten dem Herumirren in »unendlichen Weiten«, wie es einst die Besatzung des Raumschiffes Enterprise erlebte.

Ein zu nachgiebiges Gewebe ist der Lust – auf beiden Seiten – nicht zuträglich.

Auch dagegen lässt sich etwas tun. Ein gezieltes Beckenbodentraining steht dabei ganz oben auf der Liste. Das stärkt die verbliebenen Muskeln des Beckenbodens

BECKENBODEN: DIE KRAFT DER MITTE

Wer seine Muskeln im Beckenbodenbereich gezielt trainiert und gelernt hat, sie bewusst einzusetzen, der vermeidet nicht nur Senkungsbeschwerden und hat eine aufrechte Körperhaltung. Kontrolle über den Beckenboden kann auch den Sex erheblich lustvoller machen. Der Musculus pubococcygeus spielt dabei die Hauptrolle als Lust- und Orgasmusmuskel. Den besitzen übrigens auch Männer. Kein Wunder, dass die sich inzwischen ebenfalls am Beckenbodentraining beteiligen. Einen guten Buchtipp finden Sie auf Seite 159.

und hilft in vielen Fällen auch, die schwächelnde Blase wieder unter Kontrolle zu bekommen. Zusätzlich wird das ganze Körpergefühl energiegeladener und lustvoller und der Gang katzenhafter …

Ehrlicherweise muss man zugeben, dass es gelegentlich Senkungsbeschwerden gibt, die so ausgeprägt sind, dass sie sich durch ein Beckenbodentraining nicht mehr ausreichend beheben lassen. Dann schlägt die Stunde der Urogenitalchirurgen. Die entsprechenden Operationen sind nicht nur effektiv, sie sind in den letzten Jahren auch wesentlich schonender geworden.

Relativ neu sind darüber hinaus minimalinvasive Eingriffe, die man im ästhetischen Anti-Aging inzwischen als »Vaginal rejuvenation« bezeichnet.[31] Dabei versucht man, durch Laser- und Thermobehandlungen das Gewebe wieder jugendlich straff zu machen.

Wie auch immer – ich rate auch weiterhin dazu, es erst einmal mit Beckenbodentraining zu versuchen.

DIE TOLLKÜHNEN MÄNNER IN IHREN FLIEGENDEN KISTEN

Männer haben im Alter vor allem ein Problem: Sie wollen noch, können aber nicht mehr. Jedenfalls nicht mehr so wie früher. Lange nannte man das Impotenz, heute spricht man von erektiler Dysfunktion. Das klingt technischer und ist damit emotional nicht so verletzend. Medizinisch ist die erektile Dysfunktion klar definiert. Laut der Leitlinie der deutschen Gesellschaft für Urologie bezeichnet sie »das anhaltende Unvermögen, eine Erektion zu erreichen und aufrechtzuerhalten, die für eine befriedigende sexuelle Aktion ausreichend ist«. Für die meisten Männer ist aber nicht die Leitlinie der urologischen Gesellschaft entscheidend. Für sie zählt eher der Vergleich mit der eigenen Jugend. Da beobachten sie: Ihr bester Freund lässt sie immer häufiger hängen. Beziehungsweise ist es ja eigentlich umgekehrt.

Der Grund für die zunehmenden »Hänger« beim Sex ist ziemlich simpel. In den meisten Fällen handelt es sich schlicht um Durchblutungsstörungen.

Eine Erektion kommt im Wesentlichen dadurch zustande, dass sich die Schwellkörper im Penis mit Blut füllen und dieses – zumindest eine Zeit lang – von dort auch nicht mehr abfließt. Es ist also leicht nachzuvollziehen, dass sich eine Arteriosklerose, also eine zunehmende Verkalkung der Blutgefäße, zuerst an dem Organ auswirkt, das in besonderen Situationen besonders viel Blut benötigt. Ganz übel wird es, wenn auch ein Diabetes vorliegt. Der beeinträchtigt nicht nur die Durchblutung, sondern schädigt auch das Nervensystem. Das spielt bei der Erektion eine wichtige Rolle. Klappt die nicht mehr richtig, ist das also nicht allein ein Problem der penilen Hydraulik. Oft steckt eine Systemerkrankung dahinter. Der Penis ist so etwas wie die Wünschelrute für Erkrankungen von Herz-Kreislauf-System und Stoffwechsel. Erst kommt die erektile Dysfunktion, dann der Herzinfarkt. Falls der Urologe Sie bei entsprechender Symptomatik nicht an den Kardiologen überweist, sollten Sie trotzdem einen aufsuchen. Sie können nicht davon ausgehen, dass jeder Urologe dieses Buch gelesen hat.

Spanische Fliege und sibirischer Tiger

Zur Therapie der erektilen Dysfunktion steht inzwischen ein ganzes Arsenal von Substanzen zur Verfügung. Jedes Zeitalter und jeder Kulturkreis hat irgendwelche Mittelchen, die dabei helfen sollen, das Liebesspiel häufiger, intensiver und standhafter zu betreiben. Das Blöde dabei: Die wenigsten dieser Mittelchen haben auch nur die geringste Wirkung. Italienische Wissenschaftler haben sich vor einigen Jahren die

Manche Kröten sondern eine anregende Substanz namens Bufotenin ab. Anhänger betonen, man müsse die Kröte direkt abschlecken. Verbuchen wir das unter der Rubrik »Besser widerlich als wieder nich«.

Mühe gemacht, die sogenannten Aphrodisiaka auf ihre Wirkung zu untersuchen. Die Ergebnisse waren ernüchternd.[32] Absolut knicken kann man schon einmal die vor allem in China geschätzten Erektionshilfen aus Tigerpenissen und dem Horn von Nashörnern. Deren Konsum trägt wesentlich dazu bei, auch noch die letzten dieser wunderbaren Tiere auszurotten. Die Manneskraft stärken sie allerdings nicht. Das Nas-Horn etwa besteht ausschließlich aus abgestorbenen Hautzellen. Da kann man gleich die eigenen Fingernägel kauen.

Bei den Aphrodisiaka auf pflanzlicher Basis sieht es kaum besser aus. Ob Karotte oder Koriander, Ingwer oder Trüffel, kaum etwas wirkt besser als Placebo. Lediglich für Ginseng und Safran gab es ein paar spärliche Hinweise auf mögliche stimulierende Wirkungen. Wirklich überzeugend waren aber auch die nicht.

Einige angebliche Potenzbooster wurden inzwischen sogar als giftig enttarnt. Das gilt vor allem für die lange Zeit recht populären Extrakte aus der Käferart Spanische Fliege. Manche Männer, die davon zu viel schluckten, sind inzwischen für immer steif (und kalt).

Das blaue Wunder

Eine erstaunliche Wirkung auf das Versagen der Manneskraft hat dagegen ein Medikament, das seinerseits als Versager begonnen hat. Die Pharmafirma Pfizer testete Anfang der 1990er-Jahre in klinischen Studien eine neue Substanz auf ihre blutdrucksenkenden Effekte. Der Wirkstoff mit der Prüfnummer UK-92480 hatte es in den Zulassungsverfahren bereits weit gebracht, bis zu Feldversuchen an Menschen. Da allerdings scheiterte er. Der Prüfarzt berichtete der Firma im September 1992 telefonisch, dass das neue Medikament sich als wirkungslos erwiesen habe. Er berichtete aber auch noch etwas anderes: Insbesondere die männlichen Studienteilnehmer wollten das Medikament nicht zurückgeben. Viele fragten nachdrücklich, wie sie denn weiterhin an das Mittel kommen könnten. Pfizer meldete die Substanz für eine neue Studie an. Diesmal als Potenzmittel. Als solches wurde es 1998 mit leuchtend blauem Überzug unter dem Handelsnamen Viagra® zugelassen. Ein Glücksfall, auch für die weltweite Zunft der Humorschaffenden. Viagrawitze gab es buchstäblich von der Stange. Wer den Schaden hat, braucht für den Spott nicht zu sorgen.

Freilich, es gab – wie bei allen Medikamenten – auch unerwünschte Nebenwirkungen. Gelegentlich sogar tödliche. In der Euphorie über die wiedergewonnene Manneskraft überschätzten einige ältere Herren ihre allgemeine körperliche Leistungsfähigkeit und verstarben lustvoll am Herzinfarkt. Die Boulevardpresse widmete wochenlang jedem Viagratoten eine Titelgeschichte.

»Die Hard« war damals nicht nur der Titel eines erfolgreichen Actionfilms mit Bruce Willis.

Nachdem sich die erste Aufregung gelegt hatte und sich statt der Boulevardjournalisten die Medizinstatistiker der Sache annahmen, stellte sich allerdings Erstaunliches heraus. Die Rate der Todesfälle unter Viagrakonsumenten lag deutlich unter dem, was in dieser Altersgruppe eigentlich zu erwarten gewesen wäre.

Eine klare Kontraindikation gilt es bei Viagra® zu beachten: Männer, die nitrathaltige Medikamente einnehmen (etwa das verbreitete Nitrolingual Spray) sollten auf den Viagrawirkstoff Sildenafil verzichten, weil sie damit ihr Infarktrisiko erhöhen. Davon abgesehen scheint die Substanz das Infarktrisiko allerdings eher zu senken.

Inzwischen verdichten sich die Hinweise, dass der Wirkstoff vor Alzheimer schützt.[33] Entgegen einem Vorurteil, wonach bei Männern entweder der Penis oder das Gehirn durchblutet wird, fördert der gefäßerweiternde Effekt offenbar auch die Durchblutung im Zentralnervensystem, was neurodegenerativen Erkrankungen vorbeugt. Ein Potenzmittel, das vor Herzinfarkt und Alzheimer schützt: Wahrlich, wir leben in herrlichen Zeiten.

ALLES DARF, NICHTS MUSS

Sex hält jung und gesund – solange er Spaß macht. Wird er zur Verpflichtung, kehrt sich der gesundheitliche Nutzen ins Gegenteil. Genießen Sie es, dass Sex weiterhin möglich und erfüllend ist. Aber setzen Sie sich nicht unter Druck. Manches braucht jetzt mehr Zeit als mit 20, auch mit medikamentöser Unterstützung. Und wenn die Gelenke schmerzen, müssen Sie nicht das Kamasutra durchturnen. Die Löffelstellung ist auch ganz nett.

Schließlich gilt es auch zu akzeptieren, wenn jemand auf Sex keinen Wert mehr legt. Besonders Frauen berichten immer wieder, sie seien froh, von sexuellen Verpflichtungen befreit zu sein. Die Medizin versucht gelegentlich, dies als Krankheit zu beschreiben. Das ist grober Unfug. Wer Sex nicht vermisst, ist nicht krank. Es gibt unzählige Spielarten von Sex. Keinen zu haben gehört auch dazu.

Stress und Entspannung

Warum Sie sich ruhig häufiger mal locker machen können, aber Stress auf keinen Fall vermeiden sollten

In den gängigen Ratgebern wird dieses Thema zumeist nach dem immer gleichen Schema abgehandelt. Wie entspanne ich am besten? Wie lässt sich Stress vermeiden? Aber Stress nur als Belastung zu betrachten ist falsch. Denn Stress ist wichtig für uns. Mehr noch: Stress hält uns gesund und verlängert das Leben. Vorausgesetzt natürlich, Stress und Entspannung sind in einer gesunden Balance.

DAS PRINZIP HORMESIS

»Ich bin ein Teil von jener Kraft,
die stets das Böse will
und stets das Gute schafft.«

GOETHE, FAUST I

Machen wir erneut einen Ausflug in die Evolutionsgeschichte. Diesmal gehen wir aber nicht nur zurück zu unseren steinzeitlichen Vorfahren, sondern besuchen wieder einmal ein paar liebe Bekannte: die Einzeller.

VIER MILLIARDEN JAHRE STRESS

Für die war schon früher das Leben kein Ponyhof. Da es vor vier Milliarden Jahren noch keine Supermärkte gab, war es schwierig, regelmäßig an Essbares zu kommen. Häufig mussten längere Phasen des Nahrungsmangels überwunden werden. Auch Zentralheizung und Klimaanlage waren noch nicht erfunden. Hitze, Kälte, Nahrungsmangel – so sah ein typischer stressiger Tag für unsere einzelligen Vorfahren aus. Um ihn zu überleben, entwickelten sie spezielle Strategien. Bei Nahrungsmangel etwa wurden Reparaturenzyme aktiviert, die Schäden am Erbgut behoben und molekularen Abfall beseitigten. All das machte die Einzeller fitter.

Wer diese Mechanismen besonders effektiv nutzte, der lebte sogar länger als die anderen Einzeller. Wenn die inzwischen durch Verhungern gestorben waren, so standen den Überlebenden wesentlich mehr Nahrungsressourcen zur Verfügung.

Das gesündeste Training der Welt

Für das Prinzip, auf Stressreize eine gesunde Antwort zu finden, gibt es inzwischen einen eigenen Begriff: Hormesis. Das klingt ein bisschen wie Hormone, weil es den gleichen griechischen Wortstamm hat. Das altgriechische *hormein* bedeutet so viel wie »anstoßen« oder »antreiben«. Belastungen stoßen in unserem Körper Reaktionen an, die als sogenannte adaptive Stressantwort wirken. Die Abwehrbereitschaft unseres Organismus wird dadurch erhöht. In vielen Fällen ist die Stressantwort sogar überkompensierend: Der Körper erhöht nicht nur seine akute Abwehrbereitschaft, sondern auch seine Fähigkeit, mit zukünftigen Belastungen fertigzuwerden. Das gilt natürlich immer unter der Voraussetzung, dass der Schaden nicht zu groß ist und dem Körper die Zeit und die Möglichkeit gegeben wird, die entsprechenden Schutzmechanismen zu aktivieren. Dann aber gilt der Grundsatz: Aus Schaden wird man nicht nur klug. Durch Schaden wird man auch gesund. Das klassische Hormesis-Triple sieht dabei folgendermaßen aus:

◇ Schutz vor akuten Schäden.
◇ Schutz vor zukünftigen Schäden.
◇ Reparatur bestehender Schäden.

Friedrich Nietzsche hat das im 19. Jahrhundert in dem bekannten Satz zusammengefasst: »Was mich nicht tötet, macht mich härter.« Nietzsche hätte dabei wohl selbst kaum geglaubt, dass er damit einen Mechanismus beschrieben hat, den die biologische Forschung im 21. Jahrhundert als eines der Grundprinzipien der belebten Natur entdecken würde.[34]

Schlechte Nachrichten für Warmduscher

Neben dem Nahrungsmangel stellte für die ersten Einzeller vor allem Hitze ein Problem dar. Hohe Temperaturen sind insbesondere deshalb eine Gefahr, weil sie die empfindlichen Eiweiße schädigen. Das kann jeder schnell selbst überprüfen, wenn er sich zum Beispiel ein Spiegelei brät. Schon bei relativ geringer Hitze sieht man, dass das Eiweiß beginnt, weiß zu werden. Das macht es für uns zwar schmackhafter. Ansonsten ist die Verfärbung aber ein Zeichen, dass das Eiweiß nun chemisch denaturiert und damit biologisch unbrauchbar ist. Es kann jetzt zwar noch unseren Hunger stillen – mehr aber auch nicht. Hitze ist also extrem gefährlich.

Was im Übrigen auch das Phänomen des Fiebers erklärt. Damit versucht unser Körper zunächst einmal, unerwünschte Eindringlinge unter Hitzestress zu setzen und damit möglichst zu vernichten. Was einerseits eine wirksame, andererseits aber auch eine recht riskante Verteidigungsstrategie ist. Denn

»Kälte ist Lebensreiz«, konstatierte Kneipp und gründete darauf seine erfrischenden Wasseranwendungen. *Siehe auch Seite 109.*

wenn das Fieber zu hoch ansteigt oder zu lange dauert, dann nimmt auch der Organismus Schaden.

Die Anstandsdamen auf Schloss Einzell

Um sich gegen den lebensbedrohlichen Stressfaktor Hitze zu verteidigen, haben sich die Einzeller wieder etwas ganz Besonderes einfallen lassen. Sogenannte Heat-Shock-Proteine schützen die empfindlichen Eiweiße. Für diese Proteine gibt es einen besonders schönen englischen Begriff: Chaperons – Anstandsdamen.

Aufgabe der Chaperons war es bei Hof, den hochgestellten Frauen lästige Kontakte vom Leib zu halten. Genau das machen die Chaperons mit den Proteinen auch.

Auch für diese Beschützerinnen gilt das Hormesis-Prinzip: Einmal auf den Plan gerufen, dauert ihre generelle Schutzwirkung auch nach Abklingen von Hitze und Gefahr an. Damit war ein neuer Weg gefunden, sich widerstandsfähiger und langlebiger zu machen.

Ein bewährtes Modell

Was im Praxistest gut funktioniert, das übernimmt Mutter Natur gerne auch für andere Spezies. Die Fähigkeit, bei Stressreizen Schutz- und Reparaturmechanismen zu aktivieren, hatte sich als so erfolgreich erwiesen, dass diese Strategie evolutionär konserviert wurde, wie schon beim zeitweisen Nahrungsverzicht (siehe ab Seite 25). Jede neue Art, die entstand, übernahm sie und entwickelte sie entsprechend weiter. Auch unsere Jäger-

und-Sammler-Vorfahren profitierten davon. Täglich drei Mahlzeiten zu festgesetzten Zeiten waren für sie ja eher nicht drin. Nahrungsmangel gehörte für sie ebenso zum Alltag wie für die ersten Einzeller. Und wer tagsüber durch die Savanne lief und nachts in Höhlen schlief, der musste auch Hitze und Kälte gut wegstecken können.

Warum Sofas gefährlicher als die Savanne sind

So entscheidend die Fähigkeiten zur Bewältigung extremer Belastungen einst gewesen sein mögen – heute, so scheint es, brauchen wir sie eigentlich nicht mehr. Zumindest nicht in den wohlhabenden Ländern. Da leben wir inzwischen mit einer Art Rundum-sorglos-Paket. Hungern muss niemand mehr und in klimatisierten Wohnungen halten sich auch die Temperaturschwankungen in Grenzen. Der Kühlschrank ist zumeist gut gefüllt und die heiße Savanne haben wir längst gegen das gemütliche Sofa eingetauscht.

Das mag angenehm sein. Für unsere Gesundheit ist das langfristig aber nicht gut. Denn die für deren Erhalt nötigen Schutz- und Reparaturmechanismen werden uns ja nicht bei der Geburt in die Wiege gelegt. Sie entfalten sich erst in Auseinan-

Der Mensch des 21. Jahrhunderts lebt auf dem real existierenden Ponyhof.

dersetzung mit den entsprechenden Stressreizen. Anders gesagt, Stress trainiert unsere Selbstheilungskräfte. Wenn die anregenden Stressreize wegfallen, so verliert unser Körper die Fähigkeit zur Selbstreparatur. Sofa statt Savanne hat eben auch Nachteile.

Das haben die Menschen offenkundig schon früh erkannt. Zahlreich sind die Versuche, den permanenten Wellnessmodus zu durchbrechen und wieder ein paar stimulierende Stressreize in unser Leben einzubauen.

LOBLIED AUF SAUNA & CO.

In Skandinavien gibt es seit rund 2500 Jahren die Tradition der Sauna. Zunächst fragt man sich ja, was daran eigentlich gesund sein soll, seinen Körper in einem kleinen Holzverschlag Temperaturen von 100 Grad und mehr auszusetzen. Mit unserem Wissen über Hormesis lässt sich das allerdings schnell erklären.

Um angesichts der extremen Hitze seine Körpertemperatur zu halten, erhöht der Organismus den Blutfluss in der Haut. Die Blutgefäße weiten sich, der Blutdruck sinkt, das Herz schlägt schneller, die Atmung wird intensiver und um Verdunstungskälte zu erzeugen, fängt der Körper an, profus – aus jeder Pore – zu schwitzen. Alles Stressreaktionen.

Sauna zählt zu jenen Stressbelastungen, die eine gesunde Reaktion auslösen.

Wer 10 bis 20 Minuten in einem solchen Brutkasten zugebracht hat, der setzt gleich noch eins drauf. Er duscht mit kaltem Wasser oder taucht in ein Eisbecken. Sich im Schnee wälzen geht auch. Jedenfalls wirkt nun die Belastung in die andere Richtung. Die Blutgefäße ziehen sich schlagartig zusammen, der Blutdruck steigt. Im Körper klingeln jetzt alle Alarmglocken. Das Stresshormon Adrenalin wird massiv ausgeschüttet und

EIN BAYRISCHER »KNEIPPIER«

Der berühmte oberschwäbische »Kräuterpfarrer« Sebastian Kneipp ist bekannt dafür, dass er im 19. Jahrhundert seine Tuberkulose nicht, wie damals üblich, durch Liegen auskurierte, sondern durch das tägliche Schwimmen in der eiskalten Donau. Später entwickelte er daraus eine ganze Kurlehre. Buchtipp siehe Seite 159.

macht putzmunter. Das alles ist Stress pur und gleichzeitig Genuss und Gesundheit pur. Sagen zumindest die Finnen. Die moderne Medizin sagt es auch. Denn das abwechselnde Weiten und Zusammenziehen der Blutgefäße ist ein effektives Herz-Kreislauf-Training und beugt der Arteriosklerose vor. Das vertiefte Atmen macht zudem die Bronchien frei und der radikale Temperaturwechsel stärkt das Immunsystem.

Zu einem erfolgreichen Saunagang gehört aber unbedingt auch noch ein dritter Aspekt: die anschließende Ruhe- und Entspannungsphase. Denn gesund ist ja nicht der Stressreiz selbst, sondern die Antwort, die unser Körper auf die Belastung findet. Die findet er im Wesentlichen in der Ruhephase nach der Belastung.

Saunagänger empfinden die ganze Prozedur im Übrigen nicht als eine Pflichtübung, die man halt notgedrungen für eine bessere Gesundheit auf sich nimmt. Das Wechselbad aus Hitze, Kälte und Entspannung ist für sie im Gegenteil ein wahrer Hochgenuss. Auch hier gilt wieder das Prinzip der Sinuskurve. Nicht die gleichförmige Mittellinie bringt den größten Nutzen, sondern das Ausbalancieren der Ausschläge nach oben und unten.

Heiß-Kalt ist nicht nur gesünder, sondern auch interessanter und hebt die Stimmung. Lauwarm ist langweilig. Das gilt insbesondere beim Duschen, aber nicht nur da.

Wechseln Sie beim Duschen mindestens dreimal zwischen heiß und kalt. Immer mit kalt abschließen!

Aktuell beherrscht der Niederländer Wim Hof die Schlagzeilen. Er hält so ziemlich alle Rekorde für das Eisbaden, läuft gerne mal barfuß und nur mit Laufshorts bekleidet einen Halbmarathon durch den Schnee am Nördlichen Polarkreis oder taucht bis zu 80 Meter unter arktischem Eis. Cooler geht's nicht.[35]

So extrem muss man es natürlich nicht unbedingt treiben. Aber morgens nach einer warmen Dusche den Hebel noch einmal für kurze Zeit auf maximale Kälte umzulegen ist ein lohnender Anfang. Seit ich das konsequent praktiziere – und das tue ich seit einigen Jahren –, hatte ich jedenfalls keine einzige Erkältung mehr. Man kann es sich bald gar nicht mehr ohne die private kleine Icebucket-Challenge vorstellen.

NOCH MAL ZU ESSEN & TRINKEN

Auch Nahrungsmangel ist ein Stressreiz. Für seine lebensverlängernde Wirkung gibt es sogar noch deutlichere Belege als für Heiß-kalt-Reize (siehe auch Kapitel »Essen und Trinken« ab Seite 25). Die Kalorienrestriktion ist in der Tat die am besten untersuchte Methode, um gesund alt zu werden. Auch sie wurde evolutionär konserviert. Die Bäckerhefe profitiert davon genauso wie wir. Logisch ist ja auch das auf den ersten Blick nicht. Weniger Nahrung zuzuführen bedeutet ja zunächst einmal, den Körper zu schwächen. Übertreiben sollte man es ebenfalls nicht, sonst ist man am Ende verhungert. Aber auch hier findet der Körper eine gesunde Antwort. Er aktiviert seine Langlebigkeitsenzyme, die Sirtuine. Galt lange Zeit die alleinige Devise »Weniger essen heißt länger leben«, so setzt sich inzwischen immer mehr eine Erkenntnis durch, mit der auch Genussmenschen gut leben können. Nicht die dauerhaft asketische Kalorienrestriktion bringt den größten Erfolg, sondern das intermittierende Fasten. Das setzt nämlich immer wieder die so wichtigen hormetischen kleinen Stressreize. Danach darf man dann auch ruhig wieder ordentlich zulangen.[36]

Im Übrigen entspricht das wohl auch sehr viel mehr der viel beschworenen Lebenswirklichkeit unserer steinzeitlichen Vorfahren. Die mussten sicher häufiger mal Kohldampf schieben, wenn der Jagderfolg ausblieb.

Wenn dann allerdings das Mammut erlegt war und die Gruppe beim Paleo-Barbecue um das Lagerfeuer saß, so darf man davon ausgehen, dass sich nur wenige um das Prinzip der Kalorienrestriktion kümmerten.

Was dem Steinzeitmenschen bei seinen Grillpartys nicht zur Verfügung stand, waren alkoholische Getränke. Ein Jammer. Bier und Wein wurden erst erfunden, als die Menschheit sesshaft wurde. Für Wein müssen Trauben angebaut werden, für Bier braucht es Getreide. Wahrscheinlich war das erste Bier

Der Satz »Bitte nur ein Häppchen!« fiel in der Steinzeit wohl eher selten. Wahrscheinlich stellte auch die Gruppe der Veganer nur eine kleine Fraktion.

BIER MACHT SESSHAFT, NICHT NUR IN DER KNEIPE

In einigen afrikanischen Dörfern erfreut sich das hausgebraute »Sieben-Tage-Bier« noch heute großer Beliebtheit. Bei den ersten Siedlern und Bauern war das offenbar nicht anders. Es gibt Kulturanthropologen, die behaupten, die Menschheit wäre vor allem deshalb sesshaft geworden, weil sie dadurch permanenten Zugang zu alkoholischen Getränken bekam.[37]

eine Art Zufallsprodukt des frühen Brotbackens. Wenn da versehentlich der Getreidebrei vergor – was bei wilden Hefen und hohen Außentemperaturen schnell passiert –, entstand eine Art Urbier.

Wobei Alkohol natürlich immer noch in erster Linie ein Gift ist. Doch moderater Alkoholkonsum ist geradezu eine präventivmedizinische Maßnahme. Erst wenn eine gewisse Grenze des Konsums überschritten wird, überwiegt der Schaden den Nutzen.

DAS HORMETISCHE J

Früher dachte man so: Eine kleine Dosis einer giftigen Substanz verursacht einen kleinen Schaden, je höher die Dosis wird, desto mehr nimmt der Schaden zu. Was sich daraus ergibt, ist eine linear ansteigende Gerade.

Das Leben ist allerdings keine Gerade, sondern eine Kurve. Die klassische »hormetische Kurve« hat die Form eines J.[38] Eine leichte Schädigung senkt danach die Erkrankungswahrscheinlichkeit erst einmal ab. Erst wenn die Schäden stärker werden, steigt die Kurve wieder an, um dann schließlich steil nach oben zu schießen. Den tiefsten Punkt einer solchen Kurve bezeichnet man als Nadir. Er ist in diesem Fall der Idealbereich. Hier ist der gesundheitliche Nutzen am größten. Ihn zu bestimmen ist aber schwer, denn er unterliegt individuell großen Schwankungen. Was man am Beispiel des Alkohols leicht nachprüfen kann. Da fällt der Nadir sehr unterschiedlich aus. Männer vertragen meist mehr als Frauen, schon weil sie üblicherweise ein größeres Körpervolumen haben. Aber auch unter den Männern selbst gibt es erhebliche Unterschiede. Vielen Asiaten fehlt darüber hinaus ein Enzym für den Abbau von Alkohol, die sogenannte Alkoholdehydrogenase. Was wiederum erklärt, warum viele japanische Männer abends an der Hotelbar sehr schnell sehr lustig werden.

Gesund ist nicht der Sport an sich, sondern die Schutz- und Reparaturmechanismen, die der Körper auf die sportliche Belastung hin aktiviert.

Die hormetische Kurve gilt auch für viele andere Bereiche. Zum Beispiel für Sport. Der ist zunächst einmal ja nichts anderes als eine hormetische Belastung.

Wenn es um körperliche Aktivitäten geht, ist die Spanne von gesunder Belastung zum gesundheitsschädigenden Stress besonders groß. Bekanntlich lässt sich die körperliche Leistungsfähigkeit ja durch Training enorm beeinflussen. Wo ein sportlich Untrainierter bereits nach zehn Minuten an seine Grenzen stößt, beginnt beim Leistungssportler gerade einmal die Aufwärmphase.

Das Ende des Schattendaseins

Das Wissen über Hormesis sollte nicht zuletzt auch dazu führen, einige gängige Gesundheitsempfehlungen neu zu überdenken. So warnen etwa Dermatologen seit Jahrzehnten vor den Gefahren des Sonnenlichtes. UV-Strahlung, so ihr Mantra, lasse nicht nur die Haut altern (Stichwort Photoaging). Sie sei auch verantwortlich für die steigenden Hautkrebszahlen. Der gesundheitsbewusste Mensch verbringt daher sein Leben im Schatten.

Inzwischen mehren sich die Stimmen, die das für Unsinn halten. Ja, einen Sonnenbrand sollte man vermeiden. Hier ist der Zusammenhang mit dem späteren Auftreten von Hautkrebs eindeutig. Auf der hormetischen J-Kurve steht Sonnenbrand aber ganz rechts oben.

Sonnenbäder sollten dem Motto folgen: Kurz, knackig, nackig. Röstaromen gehören schließlich in die Küche und nicht an den Strand.

UV-Strahlung gehört zu jenen Stressreizen, denen wir seit Urzeiten ausgesetzt sind und für die unser Körper Gegenstrategien entwickelt hat. Eine vermehrte Pigmentierung – die Sonnenbräune – gehört dazu. Nicht zuletzt gehört dazu auch die vermehrte Produktion von Vitamin D – ein universales Schutzhormon. Es beugt nicht nur der Osteoporose vor, es hebt auch die Stimmung und schützt vor Krebs. In Ländern, in denen die Sonne deutlich mehr scheint als bei uns, ist die Rate an Darm-, Brust- und Prostatakrebs deutlich geringer. An den Folgen von Vitamin-D-Mangel sterben inzwischen wesentlich mehr Menschen als an Hautkrebs.[35] Beim sommerlichen Stadtbummel dürfen Sie Ihr Eis also wieder auf der Sonnenterrasse schlecken.

RESILIENZ:
DIE ZWEITE LUFT

»Jeder ist so weit unglücklich,
als er es zu sein glaubt.«
LUCIUS ANNAEUS SENECA

Wenn Menschen heute von Stress sprechen, so meinen sie damit zumeist nicht mehr den Stress, der noch für unsere Vorfahren – vom Einzeller bis zu den Großeltern – dominierend war. Hitze, Kälte und Nahrungsmangel sind beherrschbar geworden. Wenn heute über Stress gesprochen wird, ist das zumeist Stress bei der Arbeit, Stress mit den Mitmenschen, Stress mit dem jeweiligen Lebenspartner, kurz gesagt: Psychostress.

Immer mehr Menschen fühlen sich privat oder an ihrem Arbeitsplatz gestresst, gehetzt, erdrückt oder sie werden gar gepiesackt und gemobbt. Und immer weniger von diesen Menschen schaffen es, mit den seelischen Belastungen zurechtzukommen. Unter den Ursachen für Arbeitsunfähigkeit nehmen psychische Erkrankungen inzwischen den zweiten Platz ein. Nur Muskel- und Skelett erkrankungen verursachen noch mehr Ausfalltage. Burnout wird für immer mehr Berufsgruppen – etwa für Lehrer und Lehrerinnen – zu einer Art Berufskrankheit.[39] Dabei entfaltet das Hormesis-Prinzip in diesem Bereich ebenfalls seine Wirkung.

ÜBER SICH HINAUSWACHSEN

Auch psychischer Stress kann uns gesund erhalten, auch seelische Belastungen können uns widerstandsfähiger machen, auch aus Lebenskrisen kann man gestärkt hervorgehen. Dafür gibt es inzwischen einen eigenen Begriff, der ursprünglich aus der Materialkunde stammt. Abgeleitet vom lateinischen *resilire* (zurückspringen, abprallen) bezeichnet Resilienz zunächst einmal die Fähigkeit eines Materials, nach einer elastischen Verformung wieder in seinen Ausgangszustand zurückzukehren. Ein Gummiband ist dafür wahrscheinlich das anschaulichste Beispiel. Übertragen auf die Psychologie beschreibt Resilienz die Fähigkeit, Krisen zu bewältigen, mit Schicksalsschlägen fertigzuwerden, an psychischen Belastungen nicht zu zerbrechen, sondern an ihnen sogar zu wachsen. Resilienz ist die Widerstandskraft der Seele.

WIRKT BIS HEUTE FORT

In der Philosophiegeschichte mangelt es nicht an Denkern, die weniger das Streben nach Glück als vielmehr den souveränen Umgang mit Leid und Krisen als Schlüssel zu einem gelungenen Leben ansehen. Glück ist die Ausnahme, Leid der Normalfall, verkündeten im antiken Griechenland die Stoiker, die so etwas wie die Gegenspieler des »Lustphilosophen« Epikur waren. Die Schule der Stoa mit ihrer Lehre von Gelassenheit angesichts der Unausweichlichkeit des Unglücks beeinflusste auch im alten Rom viele Denker, von Seneca bis Marc Aurel. Sie wirkt ideengeschichtlich bis in die Neuzeit.

Der richtige Umgang mit dem Leid ist nicht zuletzt auch ein zentrales Thema vieler Religionen. In ganz besonderer Weise gilt das für den Buddhismus. Die Erkenntnis, dass Leid eine Grundtatsache der menschlichen Existenz ist, wird hier zu einer ebenso fundamentalen wie befreienden Einsicht. Alles andere sind dann lediglich Techniken zur Überwindung des Leidens. Oder, um in der Sprache der modernen Verhaltenstherapie zu sprechen: Es geht um die Ausbildung von Resilienzfaktoren.

Eine universelle Erkenntnis

Um meine Midlifecrisis nicht ungenutzt verstreichen zu lassen, habe ich zu meinem 40. Geburtstag drei Wochen in einem buddhistischen Kloster in Thailand verbracht. Am letzten Tag meines Aufenthalts wurde mir die Ehre zuteil, den ehrwürdigen Abt des Klosters persönlich zu sprechen. Nachdem ich mich gebührend für die Gastfreundschaft bedankt hatte, nutzte ich die Gelegenheit, ihn zu fragen, ob er mir noch eine ganz persönliche Erkenntnis mit auf den Weg geben könne.

Überaus freundlich antwortete er mir, dass seine Fremdsprachenkenntnisse zwar begrenzt seien, er aber durchaus die Quintessenz seines Denkens auf Englisch zusammenfassen könne. Dann sprach er mit einem breiten Akzent und einem ebenso breiten Lächeln die zwei Worte: »Shit happens.« Damit war die Audienz beendet.

Ich finde es sehr wohltuend, dass der Buddhismus seine Erkenntnisse ohne den oftmals arg angestrengten Fachjargon der modernen Psychologie formulieren kann.

Viele meiner Freunde in Deutschland behaupten auch heute noch, für eine solche Erkenntnis müsse man weder sein halbes Leben in Meditation noch seinen gesamten Sommerurlaub in einem buddhistischen Kloster verbringen. Dennoch hatte ich für diesen Satz immer wieder reichlich Verwendung. In vielen Fällen war er sogar sehr hilfreich.

Ist Resilienz ein Talent?

Nun bedeutet Resilienz aber nicht nur, die Widrigkeiten des Lebens in stoischer Ruhe und mit buddhistischer Gelassenheit zu ertragen. Idealerweise heißt Resilienz auch, aus einer Krise gestärkt hervorzugehen.

Wie in vielen anderen Bereichen, so spielt selbstverständlich die Genetik auch hier eine wichtige Rolle. Sie sorgt dafür, dass manche Menschen über eine neurobiologische Grundausstattung verfügen, die es ihnen erlaubt, sich als Stehaufmännchen durchs Leben zu schwingen. Seinen Weg gehen, hinfallen, aufstehen, Krönchen richten, weitermachen.

Andere dagegen fallen bei Krisen in ein schwarzes Loch, aus dem sie kaum noch herauskommen. Weil solche Krisen ihnen derart intensiv und lang anhaltend zusetzen, glauben sie sich schließlich vom Pech verfolgt, sehen sich dauerhaft auf der Schattenseite des Lebens und lähmen sich durch ihre Verzweiflung selbst.

Forscher gehen davon aus, dass etwa 30 Prozent der Bevölkerung an einem solch gravierenden Mangel angeborener Resilienz leiden. Trotzdem gilt: Auch Persönlichkeit ist wandelbar. Resilienz lässt sich trainieren.

EINE ACHTERBAHNFAHRT

Die Psychologen Joe B. Hurst und John W. Shepard haben das 1986 in ihrem berühmten Roller-Coaster-Modell beschrieben.[40] Das ganze Leben ist demnach eine einzige Achterbahnfahrt. Diese Achterbahn haben wir auf Seite 7 schon als Sinuskurve kennengelernt. Entscheidend ist nun dabei, den Schwung, mit dem es gelegentlich nach unten geht, auch für den Wiederaufstieg zur Verfügung zu haben. Resiliente Menschen kriegen da ganz besonders gut die Kurve.

Was also zeichnet besonders resiliente Menschen aus? Und welche Fähigkeiten sollte man entwickeln, um seine Resilienz zu steigern?

Resiliente Menschen erfahren Schicksalsschläge, Lebenskrisen und Tiefpunkte genauso wie andere Menschen auch. Allerdings verfügen sie über eine besondere Qualität: Sie verbleiben nicht in diesen Tiefpunkten. Statt in eine Opferstarre zu verfallen oder in selbstschädlichem Grübeln zu verharren, entwickeln sie Zukunftsperspektiven und sind dann schnell wieder obenauf.

Resilienz trainieren

Dabei sind eine Reihe von Faktoren hilfreich. Ganz oben auf der Liste stehen gute soziale Beziehungen. Wer in einer Familie verankert ist, wer einen einfühlsamen Lebenspartner oder gute Freunde an seiner Seite hat, der wird in Lebenskrisen nicht so schnell aus der Bahn geworfen wie derjenige, der alles im Alleingang lösen muss.

Genussmenschen sind auch da im Vorteil, denn sie zeichnen sich nicht zuletzt dadurch aus, dass sie Freundschaften pflegen. Das erhöht nicht nur die Lebensqualität, sondern auch die Resilienz.

Hilfreich ist auch ein positives Selbstwertgefühl. Resiliente Menschen haben Vertrauen in andere, sie haben aber auch ein ausgeprägtes Vertrauen in sich selbst. Statt in eine Opferrolle zu schlüpfen und zu jammern, werden sie aktiv und entwickeln Lösungsstrategien.

Dazu bedarf es allerdings einer gewissen kognitiven Flexibilität. Viele Dinge – wir erleben das täglich in der Politik – funktionieren vor allem deshalb nicht, weil sich die Probleme von heute nicht mit den Konzepten von gestern lösen lassen. Das gilt auch für den Privatbereich. Kognitive Flexibilität bezeichnet das Vermögen, eigene Erlebnisse und Sichtweisen neu zu bewerten und sich auf veränderte Bedingungen einzustellen. Statt Gedanken wie »Das hat doch alles keinen Sinn« oder »Das schaffe ich eh nicht« zu kultivieren, sollte man eher bereit sein, seine Einstellung zu verändern: »Das ist eine interessante Herausforderung« oder »Welche Kenntnisse und Fähigkeiten benötige ich, um die Aufgabe zu bewältigen?« ist die bessere Herangehensweise. Mit hoher Wahrscheinlichkeit ist sie auch die erfolgversprechendere.

Misserfolge sind für resiliente Menschen vor allem Zufälle, Erfolge das Ergebnis ihrer eigenen Bemühungen.

Die amerikanische Autorin Virginia Woolf hat diese Fähigkeit, aus allem das Beste zu machen, in einem Buch beschrieben. Es trägt den hübschen Titel: »Wenn dir das Leben eine Zitrone gibt, mach Limonade draus.«

Nun haben wir uns ja bereits vor Augen gehalten, dass Limonade zumeist einen wahnsinnig hohen Zuckeranteil aufweist. Auch hat sich der Autor bereits mehrfach als Anhänger eines mäßigen, aber regelmäßigen Alkoholkonsums geoutet. Aus diesem Grunde würde ich hier gerne eine im Ideenpool aufgetauchte Variante des vorliegenden Buchtitels wieder aufgreifen. Denn das Hormesis-Prinzip kann man auch auf den folgenden Nenner bringen: »Wenn dir das Leben eine Zitrone gibt, bestell Salz und Tequila dazu.«

DER GRÖSSERE ZUSAMMENHANG

Nicht zuletzt zeichnet resiliente Menschen ein Gefühl aus, das der Medizinsoziologe Aaron Antonovsky vor dreißig Jahren mit dem Begriff der Kohärenz beschrieben hat.[41] Personen mit einem hohen Kohärenzgefühl sehen einen Sinn in allem, was sie erleben und was ihnen geschieht. Das gilt auch für Krisen und Schicksalsschläge. Stark religiös geprägte Menschen erfahren die Welt vor allem als Wirken Gottes. Dieses Wirken mag zwar gelegentlich unergründlich sein. Für einen Gläubigen macht es aber in einem übergeordneten Zusammenhang Sinn, ist also kohärent. Wer glaubt, wird deshalb nicht unbedingt selig, ist aber häufig resilienter. Woran genau Sie glauben, ist dabei ziemlich egal. Aber auch wer dieses religiöse Urvertrauen nicht (mehr) besitzt, kann ein nachhaltiges Kohärenzgefühl entwickeln. Rückschläge als Herausforderungen zu betrachten, an denen man langfristig wächst, ist hierbei die beste Strategie. Krisen werden so zu einer Schule der Kreativität.

Geist und Gehirn

Warum nicht alles schlechter wird und Sie unbedingt häufiger mal unter die Leute gehen sollten

Der Anti-Aging-Medizin wird häufig vorgeworfen, sie vertrete ein reines Defizitmodell des Alterns. Schlimmer noch: Sie erkläre Altern zur Krankheit und betreibe ein Geschäft mit dem Jugendwahn. Das stimmt so nicht. Ernst zu nehmende Anti-Aging-Mediziner wissen: Es gibt auch Entwicklungspotenzial. Besonders schön ist: Das gilt vor allem für unser wichtigstes Organ.

NETZWERK DES KÖNNENS UND WISSENS

»Nach der Reife die Ernte!«

ADELBERT VON CHAMISSO

Man muss Altern nicht unbedingt als Krankheit bezeichnen. Dennoch bleibt festzuhalten: So richtig gut für unsere Gesundheit ist Altern nicht. Nachweislich geht es bereits mit dreißig Jahren in vielen Bereichen körperlich bergab. Unsere Knochen entkalken. In den Blutgefäßen stellen sich die ersten arteriosklerotischen Veränderungen ein. Die Muskelmasse wird zunehmend weniger. Die Haut verliert an Elastizität, was zum Schrecken vieler die ersten Fältchen zur Folge hat. Auch die Haare werden nicht unbedingt mehr. Zumindest nicht die auf dem Kopf, was vor allem Männer zu spüren bekommen.

ERFAHRUNG: DAS GROSSE PLUS

Es gibt keinen Bundesligaverein, in dem ein Profifußballer auf dem Rasen steht, der älter ist als vierzig. Auch mit noch so viel Einsatz und Training lässt sich in diesem Alter das Nachlassen der körperlichen Leistungsfähigkeit gegenüber jüngeren Spielern nicht mehr kompensieren, auch nicht durch die größere Erfahrung. Aber eine Bundesligamannschaft besteht nicht nur aus den Spielern, die auf dem Rasen stehen. Entscheidend für den Erfolg ist nicht zuletzt der richtige Trainer. Und der ist selten jünger als vierzig. Auch das hat Gründe. Bei einem Trainer kommt es eher auf Wissen, analytisches Denken, Erfahrung und Menschenführung an. Alles Dinge, die in unserem Großhirn verankert sind. Dass bei diesen Fähigkeiten ältere Menschen bessere Leistungen erzielen, spricht eindeutig gegen das Defizitdenken. Es wird mit dem Alter tatsächlich nicht alles schlechter.

Wobei es auch hier zu differenzieren gilt. Unser Gehirn ist ja für eine Vielzahl von Funktionen zuständig. Dazu gehören, unter vielen anderen:

◇ Die Aufnahme und Verarbeitung von Sinnesreizen.
◇ Die Fähigkeit zu abstraktem und logischem Denken.
◇ Das Abspeichern von Informationen.
◇ Die Entstehung und Kontrolle von Gefühlen.

Damit sind natürlich nur einige der wichtigsten Aufgaben des Gehirns genannt. Die Liste ließe sich noch unendlich erweitern.

Diese unterschiedlichen Funktionen des Gehirns unterliegen offensichtlich unterschiedlichen Alterungsprozessen. Oder um es positiv zu sagen: Sie haben unterschiedliche Entwicklungsmöglichkeiten. Manches ist schon in frühester Jugend gut ausgeprägt und nimmt dann im Alter eher ab. Das gilt zum Beispiel für unser Arbeitsgedächtnis, also den Teil des Gehirns, der kurzfristig Informationen speichert. Auch das Arbeitsgedächtnis lässt sich selbstverständlich trainieren. Die Fähigkeit, sich mühelos vieles zu merken, ist in der Jugend allerdings deutlich besser ausgeprägt. Versuchen Sie einmal, beim Memoryspielen gegen einen Sechsjährigen zu gewinnen, und Sie werden sehen, was ich meine.

Auch mit der Fähigkeit zu logischem und abstraktem Denken ist es offensichtlich wie mit der körperlichen Leistungsfähigkeit. Sie erreicht mit Ende zwanzig ihren Höhepunkt. Mathematikprofessoren werden in der Regel mit Anfang dreißig berufen, was sonst im universitären Bereich eher unüblich ist.

Kein Zweifel: Das Hirn von jungen Menschen lernt besser und denkt schneller. Da fragt man sich natürlich: Was soll da im Alter noch besser werden? Die Antwort lautet: eine ganze Menge.

Albert Einstein und Werner Heisenberg machten ihre umstürzenden Entdeckungen auf dem Gebiet der theoretischen Physik bereits zwischen 24 und 30 Jahren.

Langzeitgedächtnis: dreierlei Wissen

Jugendliche verfügen eindeutig über ein besseres Arbeits- und Kurzzeitgedächtnis, sie können sich in weniger Zeit mehr merken. Entscheidend ist aber vor allem unser Langzeitgedächtnis. Und da sind ältere Menschen häufig besser aufgestellt. Schon allein, weil sie viel mehr Möglichkeiten hatten, es zu füllen. Das Langzeitgedächtnis, also unser gespeichertes Wissen, lässt sich nochmals in verschiedene Bereiche unterteilen: das explizite, das implizite und das episodische Wissen.

Beim expliziten Wissen handelt es sich im Wesentlichen um objektive Tatbestände, die man irgendwann einmal gelernt hat und die man anderen Menschen gegenüber explizit benennen kann. Anders ausgedrückt: Es geht um Faktenwissen. Wenn Sie auf die Frage, wann der Erste Weltkrieg stattfand, die Jahreszahlen parat haben, dann greifen Sie dabei auf Ihr explizites Wissen zurück. Sollten Sie sich für »Wer wird Millionär?« bewerben wollen, empfiehlt es sich, diesen expliziten Wissensspeicher möglichst vielfältig gefüllt zu haben.

Davon abgegrenzt ist das implizite Wissen. Dazu gehört vieles, das wir eher unbewusst und intuitiv, »aus dem Bauch heraus« beurteilen und entscheiden. Implizites Wissen beinhaltet aber zum Beispiel auch all jene Bewegungsabläufe, die wir zunächst einmal ganz bewusst und mühsam erlernen müssen und die dann ziemlich mühelos und weitgehend automatisiert ablaufen.

Der Lernprozess läuft im Wesentlichen über das Großhirn. Danach wird das implizite Wissen zumeist ins Kleinhirn verlagert, wo wir es mühelos abrufen können.

Die dritte Form des Langzeitgedächtnisses ist das episodische Wissen. Hier haben wir die vielen Bilder und Geschichten zusammengetragen, die wir seit unserer Kindheit erlebt haben. Man kann also auch von einem autobiografischen Gedächtnis sprechen. Auch hier ist einfach nachzuvollziehen: Wer lange gelebt und dabei viel erlebt hat, der verfügt über ein reicheres episodisches Gedächtnis als derjenige, der erst vor Kurzem aus dem Ei geschlüpft ist.

Wie man Fahrrad fährt, wie man beim Schreiben einen Stift hält oder wie man auf dem Klavier die Finger setzt, um einen Akkord anzuschlagen – all das muss man sich irgendwann einmal mit viel Aufwand beibringen.

Das episodische Gedächtnis ist ohne Zweifel der Teil des Gehirns, bei dem ältere Menschen über einen wesentlich reichhaltigeren Schatz verfügen. Das setzt aber auch voraus, dass diese Form des Gedächtnisses gezielt angereichert wurde. Betrachten Sie das episodische Gedächtnis am besten als eine Art innere Galerie, die man im Laufe des Lebens mit eigenen Bildern füllt.

DAS INNERE SOFORTBILD

Wenn Sportler auf dem Siegertreppchen stehen, ist es ganz klar, dass sie ihre Freude jubelnd hinausschreien. Bei vielen kann man aber auch sehen, wie sie sich dann für einen kurzen Moment nach innen kehren, um die Situation für ihr inneres Museum abzuspeichern. Kein digitales Foto kann solche inneren Bilder ersetzen. Um sie zu schaffen, muss man nicht bei Olympia oder einer Weltmeisterschaft auf dem Treppchen stehen. Solche Augenblicke gibt es auch im täglichen Leben – sei es auf Reisen, bei Treffen mit Menschen, die man besonders mag, beim Betrachten eines Kunstwerkes oder eines Sonnenunterganges. Genussmenschen sind auch hier im Vorteil. Sie sammeln schöne Momente, wie andere Muscheln am Strand sammeln. Ihr episodisches Gedächtnis wird zur Schatzkammer. Wo andere sich Bilder übers Sofa hängen, machen sie ihre Innenwelt zur opulenten Galerie.

KREATIVE VERKNÜPFUNGEN

Die verschiedenen Arten von Gedächtnis existieren selbstverständlich nicht strikt getrennt, sondern sind miteinander verknüpft. Verknüpfung ist im Übrigen ein Schlüsselbegriff für die Funktion unseres Gehirns. Wenn wir etwas lernen oder neue Fähigkeiten erwerben, dann werden dafür nicht zusätzliche Nervenzellen gebildet. Unser Gehirn ist ja rundum von einem knöchernen Schädel umgeben. Würde es bei intensivem Gebrauch wachsen wie ein Muskel, dann würde uns im wahrsten Sinne des Wortes bald der Kopf platzen.

Nervenzellen haben einen anderen Weg gefunden, effektiver zu arbeiten. Sie bilden untereinander vermehrt Verknüpfungen. Je mehr solcher Synapsen ausgebildet sind, umso komplexer wird unser Denken. Und umso leichter fällt es uns dazuzulernen. Denn neue Informationen werden umso effektiver gespeichert, je besser es uns gelingt, diese in die bereits bestehenden Netzwerke einzubauen. Das ist ein überaus kreativer Prozess.

Jede Unterhaltung, jedes Buch, jedes Konzert animiert das Gehirn zur Bildung neuer Synapsen.

Neue Informationen werden nicht wie beim Computer lediglich auf einem Speicherplatz abgelegt. Sie werden zunächst emotional bewertet, bezüglich ihrer Wichtigkeit geordnet und dann mit bereits vorhandenen, ähnlichen Informationen abgeglichen. Das Gehirn ist der einzige bekannte Speicher, dessen Kapazität umso größer wird, je mehr wir ihn befüllen. Diesbezüglich haben Menschen, die über Jahre hinweg viel erlebt und manches Wissen angehäuft haben, eindeutige Vorteile. Genau deshalb sitzt auf den Trainerbänken von Bundesligaklubs und den Chefsesseln von Wirtschaft und Politik meist die Generation Ü40. Schnell zu denken kann wichtig sein. Gründlich zu denken ist oft noch wichtiger.

Brücken zwischen den Hemisphären

Noch etwas gelingt älteren Menschen offensichtlich besser. Sie können nicht nur einzelne Neuronen effektiver miteinander verbinden, sondern auch ganze Hirnhälften. Lange Zeit herrschte in den Neurowissenschaften das Konzept der zwei verschiedenen Gehirne. Die linke Hirnhälfte ist demnach für das logische Denken, die Fähigkeit zur Abstraktion und die distanzierte Analyse zuständig.

Der kalkulierende Analytiker aktiviert offenbar eher seine linke Hirnhälfte, während der gefühlsbetonte Künstler mehr Aktivität in der rechten Hirnhälfte entfaltet.

In der rechten Hirnhälfte herrschen dagegen die großen Gefühle, die Empathie und die Kreativität. Das ist ein grob vereinfachtes Konzept. Niemand denkt nur links- oder rechtshirnig. Dennoch scheint es gewisse Unterschiede zwischen den beiden Hirnhälften zu geben.

Mit dem Alter gelingt es leichter, beide Hälften konstruktiv zu verbinden. Das macht ausgeglichener und gelassener. Der Begriff der Altersweisheit ist ein wenig aus der Mode gekommen. Nennen wir es einfach gereifte Coolness. Sich seine Erlebnisfähigkeit zu erhalten, ist zweifellos wichtig. Aber nicht mehr alles so furchtbar wichtig zu nehmen macht vieles doch leichter.

DAS GROSSE VERGESSEN

»Aus den Augen, aus dem Sinn.«
JOHANN WOLFGANG VON GOETHE

Es ist gut zu wissen, dass das Gehirn im Alter an Komplexität und Leistungsfähigkeit zunehmen kann. Wir wissen aber auch etwas anderes. Besonders im hohen Alter droht eine Krankheit, die das genaue Gegenteil zur Folge hat. Ein fränkischer Neurologe hat sich damit intensiv auseinandergesetzt und dabei ein Krankheitsbild beschrieben, das mittlerweile seinen Namen trägt.

PLAQUES IM GEHIRN

Alois Alzheimer war 1901 in der Frankfurter Heilanstalt, in der er damals tätig war, auf eine Patientin aufmerksam geworden, die inzwischen als »Auguste D« ebenfalls in die Medizingeschichte eingegangen ist. Grund für die Einlieferung von Auguste D war ihre zunehmende Verwirrtheit. Die konnte auch Alois Alzheimer trotz aller Bemühungen nicht heilen. Er beschrieb aber detailliert den fortschreitenden Gedächtnis- und Persönlichkeitsverlust seiner Patientin und lieferte damit die erste klinische Beschreibung einer Demenz. Nach dem Tod von

Auguste D im Jahr 1906 obduzierte Alzheimer auch ihr Gehirn. Dabei fand er jene Ablagerungen, die das Krankheitsbild dieser speziellen Demenz charakterisieren. Es handelt sich dabei um verklebte Bruchstücke von Eiweißen, die sogenannten Beta-Amyloid-Plaques. Alzheimer fasste seine klinische Beobachtung und seine pathologischen Befunde zusammen und stellte sie im November 1906 auf der Fachtagung der Nervenärzte als eigenes Krankheitsbild vor.

Wenn eine Krankheit mit charakteristischen Veränderungen auf zellulärer und molekularer Ebene einhergeht, dann freut das die Mediziner immer sehr. Es eröffnet nämlich Möglichkeiten, diese charakteristischen Veränderungen gezielt zu therapieren und damit die Erkrankung erfolgreich zu behandeln. Wenn sich also oxidiertes Cholesterin in der Wand von Blutgefäßen zu arteriosklerotischen Plaques verdichtet, welche die Hauptursache für einen Herzinfarkt sind, hat man die Möglichkeit, über die Absenkung des Cholesterins das Infarktrisiko zu reduzieren. Wenn sich Eiweißreste im Gehirn zu Beta-Amyloid-Plaques verklumpen, welche die Hauptursache für eine Demenz darstellen, dann müsste sich durch die Reduktion dieser Plaques auch das Demenzrisiko senken lassen.

Alzheimers Vortrag war eine Sternstunde der Medizingeschichte. 1906 allerdings verzeichnete das Sitzungsprotokoll: Keine Diskussionsmeldung.

Diese Hoffnung beflügelte natürlich nicht zuletzt auch die Pharmaindustrie. Der war schon seit Langem klar: Angesichts einer immer älter werdenden Bevölkerung und damit drastisch ansteigender Demenzzahlen wird ein wirksames Medikament gegen Alzheimer der entsprechenden Firma Milliardenumsätze bescheren. Das Hauptaugenmerk lag dabei auf Substanzen, welche die Bildung von Amyloid-Plaques verhindern beziehungsweise deren Abbau anregen sollten. Auch Immuntherapien und »Impfungen« gegen den verhängnisvollen Proteinmüll wurden getestet. Um das Ergebnis gleich vorwegzunehmen: Alle entsprechenden Therapieansätze sind krachend gescheitert. Was teilweise in Zellkulturen oder in Mäuseversuchen noch hoffnungsvoll ausgesehen hatte, versagte spätestens dann, wenn es um die Behandlung von menschlichen Patienten ging.

DAS GOLDENE VLIES ...

Unter der Überschrift »Alzheimer-Therapie: Antidementiva scheitern reihenweise« veröffentlichte das Deutsche Ärzteblatt kürzlich eine Bilanz der bisherigen Bemühungen.[44] Fazit: Bei 400 klinischen Studien, die in den letzten fünfzehn Jahren zur Alzheimertherapie durchgeführt wurden, konnte nicht eine einzige Substanz entdeckt werden, die einen klinischen Nutzen gebracht hätte. Eine Versagerquote von 100 Prozent nach anderthalb Jahrzehnten – das verhagelt auch professionellen Optimisten die Stimmung. Anfang 2018 verkündete der Pharmariese Pfizer, dessen Blockbusterpräparat Viagra® (»The Pfizer Riser«) die Männerwelt beglückt und den Konzern reich gemacht hatte, dass sich die Firma nach Jahrzehnten endgültig aus der Alzheimerforschung zurückziehen werde. Offenbar ist das Gehirn dann doch ein komplexeres Organ als ein Penis.

Ein Glücksfall für die Forschung

Jetzt kann man sich natürlich fragen, was Männer künftig machen, wenn sie dank wirksamer Medikamente zwar über eine prachtvolle Erektion verfügen, demenzbedingt aber nicht mehr wissen, was man damit anfängt. Hatte man in der ausschließlichen Fokussierung auf die Amyloid-Plaques auf das falsche Pferd gesetzt? Der Glaube, mit der Beseitigung des Proteinmülls sei das Problem Alzheimer gelöst, wurde auch von anderer Seite nachhaltig erschüttert. US-amerikanische Nonnen haben dazu wesentlich beigetragen. Die hatten sich in den 1980er-Jahren für eine aufsehenerregende Studie zur Verfügung gestellt. In jährlichen Abständen unterzogen sie sich speziellen Demenztests. Diese Tests sind seit vielen Jahren standardisiert und erlauben eine recht genaue Aussage darüber, ob eine Demenz vorliegt, wie ausgeprägt sie ist und wie sie sich entwickelt.

Studien, bei denen man über einen langen Zeitraum hinweg bestimmte Gruppen von Menschen untersucht, um damit Aufschlüsse über den Zusammenhang von Lebensstil und Krankheit zu erlangen, sind überaus aufschlussreich, aber nicht unproblematisch.

Denn die Teilnehmer haben möglicherweise irgendwann keine Lust mehr, bei einer mehr als ein Jahrzehnt dauernden Studie mitzumachen, sie ziehen woanders hin, ändern ihre Lebensgewohnheiten. Nonnen jedoch sind im Allgemeinen sehr pflichtbewusst, ändern nur selten Beruf und Wohnsitz und neigen auch nicht dazu, ihren Lebensstil von heute

Epidemiologische Studien sind nicht einfach durchzuführen, denn Menschen sind unzuverlässig.

auf morgen dramatisch zu ändern. Für eine derartige Langzeitstudie waren die Nonnen also die ideale Versuchsgruppe. Es war aber vor allem ein weiterer Faktor, der diese Untersuchung zu einem Meilenstein in der Alzheimerforschung werden ließ. Alle teilnehmenden Ordensschwestern hatten nämlich eingewilligt, ihr Gehirn nach ihrem Tod obduzieren zu lassen. So konnten die Ergebnisse der Demenztests im Nachhinein mit den Befunden der Obduktion verglichen werden.

Überraschende Erkenntnisse

Die Studie war also ein Glücksfall der Alzheimerforschung. Kommen wir gleich zu den Ergebnissen. Insgesamt erkrankten die untersuchten Nonnen deutlich seltener an Demenz als gleichaltrige Frauen, die außerhalb von Klostermauern lebten. Die Nonnen, welche erkrankten, taten dies zumeist zu einem späteren Zeitpunkt und der Verlauf der Erkrankung war weniger schwerwiegend. Die eigentliche Überraschung zeigte sich aber, als Pathologen nach dem Tod die Gehirne der verstorbenen Ordensschwestern untersuchten. Die degenerativen Erkrankungen, insbesondere die Beta-Amyloid-Plaques, waren bei ihnen genauso nachweisbar wie bei allen anderen Menschen in diesem Alter auch. Bei manchen Nonnen war das Gehirn geradezu übersät mit diesen Plaques. Dennoch hatten sich zuvor in den Demenztests kaum Einschränkungen ihrer geistigen Leistungsfähigkeit gezeigt!

In dem Buch »Aging with Grace« erfahren Sie alles über die sogenannte Nonnen-Studie.

Der Leiter der Studie, David Snowdon, veröffentlichte diese Ergebnisse nicht nur in den einschlägigen Fachjournalen, sondern auch in einem höchst lesenswerten populärwissenschaftlichen Buch. Seine »Nonnen-Studie« erschütterte nachhaltig das Konzept, wonach das Problem Alzheimer vor allem ein Problem der zunehmenden Amyloid-Plaques im Gehirn ist.[42]

Die Pharmaindustrie war mit ihren Bemühungen, durch die Reduktion dieser Plaques das Krankheitsbild zu behandeln, spektakulär gescheitert. Umgekehrt hatten die Nonnen gezeigt, dass sich auch mit diesen Ablagerungen die geistige Leistungsfähigkeit erhalten lässt.

Selbst bei bereits eingetretenen Schäden verfügt der Körper noch über Möglichkeiten der Selbstreparatur, die es ihm erlauben, seine

Wieder einmal war die reine Reparaturmedizin an ihre Grenzen gestoßen. Und wieder einmal hatte sich gezeigt, welch großes Potenzial die Prävention und die Regeneration besitzen.

Funktionen weitgehend aufrechtzuerhalten. Das gilt offenbar in besonderer Weise für Schäden im Gehirn. Wir haben am Anfang des Kapitels die Plastizität als die Fähigkeit des Gehirns beschrieben, seine Neuronen immer wieder neu zu verknüpfen und damit immer komplexer zu funktionieren. Die gleiche Plastizität hilft offensichtlich im Alter, bestehende Schäden zu kompensieren und neurodegenerativen Erkrankungen vorzubeugen.[43]

Wer fit im Gehirn bleiben will, sollte also nicht auf die Pille gegen Demenz warten. Die kommt so schnell nicht. Mit entsprechenden Präventionsmaßnahmen können wir allerdings jetzt schon viel erreichen.

WARUM STERBEN MÄNNER FRÜHER?

Männer sterben überall auf der Welt deutlich früher als Frauen. In Deutschland beträgt der Unterschied derzeit etwa 5 bis 6 Jahre. Über die Gründe wird seit Langem spekuliert. Liegt es an dem männlichen Y-Geschlechtschromosom, das – worauf manchmal von weiblicher Seite nicht ohne eine gewisse Häme hingewiesen wird – im Vergleich zum X-Chromosom der Frauen etwas kümmerlich geraten ist? Hat es mit den Hormonen zu tun? Leben Männer ungesünder und gehen seltener zum Arzt? Oder sind sie biologisch einfach nicht so wichtig?

Die ganze Sache klärt sich relativ schnell auf, wenn man sich einmal anschaut, wie sich die Lebenserwartung entwickelt, wenn Männer und Frauen unter weitgehend gleichen Umständen leben. Das tun sie vor allem in Klöstern. Da ist die Umgebung dieselbe, der Tagesablauf ähnlich, das Essen vergleichbar und den Glauben teilt man sowieso. Ideale Studienbedingungen also. Schon zeigt sich Erstaunliches. Zwar leben in den Klöstern auch die Nonnen im Schnitt etwas länger. Der Unterschied beträgt jedoch nicht 5 bis 6, sondern gerade einmal 1 bis 2 Jahre. Wie in den meisten anderen Bereichen der Medizin auch gibt es also eine gewisse genetische Veranlagung, entscheidend ist aber vor allem der Lebensstil. Noch etwas fiel bei den in der Klosterstudie untersuchten Mönchen auf: Sie werden nicht nur deutlich älter – ähnlich wie ihre Glaubensschwestern sind sie im Alter auch besser vor neurodegenerativen Erkrankungen geschützt.[45] Für alle, die ein hohes Alter erreichen und dabei fit im Kopf bleiben wollen, gibt es also eine klare Strategie: Nichts wie ab ins Kloster.

SO SCHÜTZEN SIE SICH VOR DEMENZ

All jene, die trotz dieser überzeugenden Datenlage auch in Zukunft ihr Leben lieber außerhalb von Klostermauern verbringen wollen, müssen dennoch nicht verzweifeln. Auch für sie gibt es Möglichkeiten, lange zu leben und sich vor Demenz zu schützen.

Muskeln können wir trainieren. Dann werden sie leistungsfähiger. Wir können sie aber auch vernachlässigen. Dann schrumpfen sie. Mit dem Gehirn ist es genauso. Investieren wir sehr viel in das Training, können wir sogar Höchstleistungen erzielen. Auch im Alter.

Die Möglichkeiten sind vielfältig. Wer Rätsel oder Sudoku löst, fordert seine grauen Zellen. Im Internet finden sich darüber hinaus reichlich Angebote, mittels »Neuro-Jogging« oder »Brain Tuning« sein Gehirn flottzumachen. Viele Angebote beruhen auf neuesten neurobiologischen Erkenntnissen. Trainiert werden gezielt unterschiedliche Hirnfunktionen. Das reicht von der

Nutzen wir das Gehirn wenig, verkümmert es. Trainieren wir es, bleibt es leistungsfähig. Genau wie ein Muskel.

Aufmerksamkeit über die Merkfähigkeit bis zur neuromuskulären Koordination und der Fähigkeit der Problemlösung. Das ist alles schön und in vielen Fällen auch durchaus nützlich. Das optimale Training ist es nicht.

Denn all diese Aktivitäten macht man im Wesentlichen für sich alleine. Und damit entfällt ein Aspekt, den die Neurowissenschaften in den letzten Jahren als ganz entscheidend für ein optimal funktionierendes Gehirn entdeckt haben. Unser Gehirn ist ein soziales Organ.

Das Gehirn braucht andere Gehirne

Nichts stimuliert das Gehirn mehr, als sich mit anderen Gehirnen auszutauschen. Die Fähigkeit zur Kooperation, die Möglichkeit, sich anderen Menschen mittels Sprache mitzuteilen, das lebenslange Potenzial, Neues zu lernen und an andere weiterzugeben – all das ist wahrscheinlich der Grund dafür, dass aus dem Homo sapiens ein so erfolgreiches Modell wurde.

Statt im stillen Kämmerlein abstrakte Denksportaufgaben zu lösen, ist es viel sinnvoller, sich neue Fähigkeiten anzueignen und diese dann gleich in der Gemeinschaft zu erproben. Lösen Sie also weniger Kreuzworträtsel und lernen Sie zum Beispiel eine neue Sprache, und am besten tun Sie das gleich in dem Land, in dem die Sprache auch gesprochen wird. Die beste Strategie lautet: Morgens in die Sprachschule und danach gleich unter die Leute, um das Gelernte auszuprobieren. Zum Beispiel indem Sie am Nachmittag im Straßencafé bei einem *cafézinho* mit Einheimischen plaudern.

UN MOJITO, POR FAVOR!

Die drei Sätze, die ich mir im Sprachurlaub auf Kuba am ersten Vormittag aneignete, reichten abends bereits, um in der Altstadt von Havanna einen Cocktail zu bestellen. Gut gelaunte Kubaner erklärten mir, dass man nach dem ersten Mojito anfängt, Spanisch zu verstehen, nach dem zweiten beginnt man es zu sprechen und nach dem dritten gibt es keinerlei Verständigungsprobleme mehr. Schade, dass es zu meiner Schulzeit kaum Kneipen gab, wo fließend Latein gesprochen wurde.

Ein Klavier, ein Klavier!

Es muss natürlich nicht unbedingt eine neue Sprache sein. Ein neues Musikinstrument zu erlernen ist unter neurowissenschaftlichen Gesichtspunkten sogar noch hilfreicher. Da werden motorische Fähigkeiten gleich mittrainiert. Wenn Sie gemeinsam mit anderen musizieren, ist der Nutzen am größten.

Auch das Tanzen wird von Neurowissenschaftlern empfohlen, wenn es um die Demenzprophylaxe geht. Schrittfolgen einüben, sich bewegen, dabei die Bewegung auf die Musik und den mittanzenden Partner abstimmen – da freut sich der Hippocampus, denn genau das sind jene Aufgaben, die unser Gehirn nachhaltig fordern, stimulieren und in Form halten.

Für uns Genussmenschen tun sich hier schon wieder unendliche Möglichkeiten auf: Je aktiver, interessanter und abwechslungsreicher Sie Ihr Leben gestalten, desto besser ist es für Sie und für Ihr Gehirn.

Belegt wird das nicht zuletzt durch Forschungsergebnisse, die wir wieder einmal an Mäusen gewonnen haben. Sitzen die kleinen Nager einsam und alleine in ihrem Laborkäfig, so lassen ihre kognitiven Fähigkeiten rasch nach. Und ziemlich schnell sind sie dann auch tot.

Anders sieht es aus, wenn man den Mäusen eine »angereicherte Umgebung« verschafft, zum Beispiel mit Laufrad, einem Tunnelsystem aus Plastikrohren … und anderen Mäusen.[46] Zur artgerechten Haltung von Menschen und Mäusen gehören also: genug Bewegung, eine stimulierende Umgebung und reichlich soziale Kontakte. Präventivmedizin kann auch Spaß machen.

Leben und Tod

Warum Ruhestand ein Verbrechen ist, Goethe gut war und die Unsterblichkeit nicht ewig dauert

Der Mensch des 21. Jahrhunderts führt im Allgemeinen ein angenehmes Leben. Zumindest in den industrialisierten Ländern muss niemand mehr hungern, auch im Winter haben wir es schön warm und schwere körperliche Arbeit wird uns zumeist von Maschinen abgenommen. Ein ganz besonderes Privileg wird allerdings nur selten gewürdigt, obwohl es unser Leben in einem Maße geändert hat wie kein zweites.

MIT HINGABE
DIE JAHRE AUSKOSTEN

»Der beste Weg,
die Zukunft vorauszusagen, ist,
sie zu gestalten.«
WILLY BRANDT

In den letzten 150 Jahren hat sich die Lebenserwartung in der westlichen Welt mehr als verdoppelt. Von der Antike über das Mittelalter bis zur frühen Neuzeit wurden Menschen durchschnittlich nicht älter als 30 bis 40 Jahre. Noch 1875 kamen Männer im Deutschen Reich über eine Lebenserwartung von gut 35 Jahren nicht hinaus. Frauen wurden im Schnitt 38 Jahre alt. Natürlich wurden auch in früheren Zeiten einzelne Menschen deutlich älter. Die niedrige durchschnittliche Lebenserwartung war im Wesentlichen bedingt durch die hohe Kindersterblichkeit. Infektionskrankheiten forderten unter jungen Menschen ebenfalls zahlreiche Opfer.

Heute dürfen sich laut Statistischem Bundesamt Männer über 78, Frauen über 83 Lebensjahre freuen.

Man ging lange davon aus, dass die seit Mitte des 19. Jahrhunderts verzeichnete Zunahme der Lebenserwartung irgendwann zum Stillstand komme. Sobald das Problem Kinder- und Müttersterblichkeit gelöst sei, die

Wenn wir morgens aufwachen, haben wir gegenüber dem Vortag 6 bis 8 Stunden Lebenszeit dazugewonnen. Das heißt: Von Montag bis Freitagmittag arbeiten Sie. Das Wochenende bekommen Sie als zusätzliche Lebenszeit geschenkt.

großen Infektionskrankheiten ihren Schrecken verlören, die Hygiene besser und die Nahrungsversorgung gesichert sei, werde sich die Lebenserwartung auf einem hohen Niveau stabilisieren. Das prophezeiten die meisten Experten und lagen wieder einmal falsch. Dieses ersehnte Szenario haben wir seit den 1950er-Jahren. Weiterhin steigt die Lebenserwartung mit geradezu mathematischer Präzision: Jedes Jahrzehnt beträgt der Zugewinn 2 bis 3 Jahre!

DAS »RENTENVAKUUM«

Manche zählen schon Jahre zuvor die Tage, bis es endlich so weit ist. Für Politiker, die eine Erhöhung des Rentenalters in die Diskussion bringen, ist dies der sicherste Weg, sich unbeliebt zu machen. Endlich nicht mehr fürs Geld arbeiten müssen, endlich nur noch Freizeit – so sieht für viele der Traum vom idealen Leben aus. Darüber sollten wir noch einmal nachdenken. Nach der ersten Phase mit Ausschlafen, Urlaub und Entspannen stellt sich ohne vorausgegangene Planung des »goldenen Lebensabends« schnell ein Gefühl der Leere ein. Wie in Loriots wunderbarem Film »Pappa ante portas«, dessen Titelheld völlig unvorbereitet in die Zeit nach dem Berufsleben stolpert und diese dann im Wesentlichen damit verbringt, zu Hause seiner Frau auf den Wecker zu fallen.

Vor allem aber ist Nichtstun ein erheblicher Alterungsfaktor. Ein paar Stunden im Liegestuhl zu sitzen ist entspannend. Dort den ganzen Tag zu verbringen verblödet. Das geht sogar ziemlich schnell. Bereits in den 1980er-Jahren hat der Erlanger Psychologe Dr. Siegfried Lehrl zeigen können, dass nach wenigen Tagen Faulenzerurlaub – nur essen, trinken, schlafen und am Strand liegen – der Intelligenzquotient um mehrere Punkte sinkt.[47] Neurobiologen können dieses Phänomen inzwischen sogar auf molekularer Ebene erklären. Ein Gehirn, das nicht mehr gefordert wird, verliert immer mehr jener Kontakte, die Nervenzellen miteinander verknüpfen.

Tiere, die Winterschlaf halten, wachen im Frühjahr leicht verblödet auf und müssen sich manche Fähigkeiten ganz neu aneignen.

Man kann sich leicht vorstellen, was passiert, wenn unser Gehirn nicht drei Wochen Faulenzerurlaub oder vier Monate Winterschlaf macht, sondern den Rest des Lebens in Ruhestand geht. Der Heidelberger Alzheimerforscher Konrad Bayreuther bringt die Folgen auf einen kurzen Nenner: Ruhestand ist Verbrechen.[48]

Denn die täglichen neuen Arbeitsaufgaben sind ein wichtiger Stimulus fürs Gehirn. So sehr einigen vielleicht ihre Arbeitskollegen auf die Nerven gehen – auch die Auseinandersetzung mit diesen Zeitgenossen ist Fitnesstraining für den Kopf. Und dann gibt es ja auch noch jene Menschen – und das sind gar nicht so wenige –, denen ihr Beruf Spaß macht. Die wollen häufig sogar aus eigenem Antrieb länger arbeiten. Allerdings finden sie dafür in Deutschland denkbar schlechte Bedingungen.

Fortschrittliche Lösungen

Kaum jemand muss heute noch ein Leben lang derart schwere körperliche Arbeit leisten, dass er mit Mitte 60 am Ende seiner Kräfte ist – gerne werden in diesem Zusammenhang ja die Dachdecker zitiert, die am 67. Geburtstag angeblich reihenweise von den Dächern fallen. Deutschlands Senioren sind heute fitter denn je. Insofern wäre es durchaus eine Aufgabe der Politik, auch Anreize zu schaffen, dass diejenigen, die es wollen, freiwillig bis 70 und länger arbeiten können. Viele Selbstständige tun das sowieso schon. Seltsamerweise tun es auch viele Politiker, die dieses Thema sonst lieber ausklammern.

Die skandinavischen Länder zeigen sich da einmal mehr flexibler. In Norwegen etwa gehen die Menschen im Schnitt sieben Jahre später in Pension als bei uns. Sie bleiben auch gut sieben Jahre länger gesund. Die Arbeitsbedingungen lassen sich dabei individuell gestalten.

Nun bedeutet aktiv zu bleiben ja nicht unbedingt, im angestammten Beruf weiterzuarbeiten. Manch einer hat durchaus Grund zur Freude, wenn er seiner jahrzehntelang ausgeübten Tätigkeit nicht mehr nachgehen muss. Aber auch das ist keine Verpflichtung zum Ruhestand. Menschen, die heute in Rente gehen, haben häufig noch eine Lebensspanne vor sich, die früher einem ganzen Menschenleben entsprach.

Die Franzosen haben den schönen Begriff »Le troisième âge«, das dritte Lebensalter, erschaffen.

Das Alter ist definitiv zu schade, um es mit ein paar seichten Seniorenamüsierangeboten zu verplempern und es passiv im Pflegeheim zu beenden.

ALLES AUF ANFANG

»Möge dein schlechtester Tag der Zukunft besser sein
als dein bester der Vergangenheit.«

LAO TSE

Auch wenn die Medien das Thema Altersarmut lieben und es in Teilen der Gesellschaft durchaus ein Problem darstellt, so bleibt insgesamt dennoch festzuhalten: Die Menschen sind heute im Alter nicht nur fitter, sondern allgemein auch wirtschaftlich wesentlich bessergestellt als frühere Generationen.

Diese neue finanzielle Unabhängigkeit im Alter eröffnet ebenfalls neue Perspektiven.

Wer anderen hilft, der hilft dabei auch immer sich selbst.

Sie ermöglicht es zum Beispiel, sich auch ohne Entlohnung ehrenamtlich zu engagieren. Da gibt es mittlerweile unendliche Möglichkeiten. Noch schöner, als etwas zu tun, ist es ja, etwas Gutes zu tun.

Früher war der natürliche Platz älterer Menschen der im Kreise einer zumeist mehrere Generationen umfassenden Familie. Als Großmutter oder Großvater, oft sogar noch als Urgroßeltern halfen sie bei der Betreuung der Enkelkinder. Das war herrlich für die Enkel, das war aber auch eine wunderbare Anti-Aging-Therapie für die Großeltern. Wer dazu heute noch die Möglichkeit hat, der sollte sie unbedingt nutzen.

Da Großfamilien aber in Westeuropa immer seltener werden, müssen Alternativen her. Die gibt es reichlich. Ersatzfamilien lassen sich schaffen. Es müssen auch nicht die eigenen Enkel sein, die man betreut.

GEISTIGE INTERESSEN PFLEGEN

Um fit im Kopf zu bleiben, begnügen sich »Silver Ager« nicht mehr mit ein paar Volkshochschulkursen. Viele holen gleich ein ganzes Studium nach. Ein ungeheures Privileg, das wir der gestiegenen Lebenserwartung und der guten Gesundheitsversorgung verdanken. Wir können im Alter tatsächlich mit vielem noch einmal ganz neu beginnen. Oder lange Vernachlässigtes neu beleben.

Das gilt nicht zuletzt auch für künstlerische Interessen. Künstler sind ja überhaupt ein gutes Beispiel dafür, dass Ruhestand ein Konzept von gestern ist. Noch immer gibt es die weitverbreitete Auffassung, wonach Künstler zwar schnell und genial leben, aber auch relativ früh sterben. Dafür gibt es in der Tat einige Beispiele:

◇ Wolfgang Amadeus Mozart, der nach 41 Symphonien mit 36 in einem Wiener Massengrab endet.

◇ Vincent van Gogh, der während seiner letzten Lebensjahre wie im Rausch malt, um sich dann mit 37 eine Kugel in die Brust zu schießen.

◇ Georg Büchner, der mit drei fragmentarischen Theaterstücken und einer Novelle die deutsche Literatur revolutioniert, um mit 23 Jahren an Tuberkulose zu sterben.

Das sind so die oft zur Beweisführung herangezogenen »typischen« Künstlerbiografien. Aber wie das mit Vorurteilen halt so ist – sie stimmen selten und im vorliegenden Fall erst recht nicht. Eine große Zahl von Künstlern erreichte ein geradezu biblisches Alter. Zum Beispiel:

◇ **Maler und Bildhauer:** Tizian 99, Michelangelo 98, Donatello 80, Frans Hals 86, Francisco de Goya 82, Claude Monet 86, Edgar Degas 83, Adolf Menzel 91, Max Liebermann 88.
◇ **Dichter und Schriftsteller:** Johann Wolfgang von Goethe 83, Leo Tolstoi 82, Voltaire 84, Victor Hugo 83, Gerhart Hauptmann 84, Knut Hamsun 93, George Bernard Shaw 94.
◇ **Komponisten:** Giuseppe Verdi 88, Richard Strauss 85, Claudio Monteverdi 76, Jean Sibelius 91.

Die Liste stammt nicht von mir, sondern von einem ärztlichen Kollegen. Der ist allerdings der Nachwelt weniger durch seine Tätigkeit als Arzt für Haut- und Geschlechtskrankheiten als vielmehr durch seine Lyrik im Gedächtnis geblieben. Gottfried Benn hat in einem berühmten Vortrag mit dem Titel »Altern als Problem für Künstler« auf die erstaunlich hohe Lebenserwartung vieler Künstlerkollegen hingewiesen.[49] Der Vortrag stammt aus dem Jahre 1948. Deshalb fehlen in der Liste Namen wie Thomas Mann (80), Pablo Picasso (92), Igor Strawinsky (89) und Ernst Jünger (103).

Faszinierend ist dabei nicht nur die Tatsache, dass alle diese Künstler steinalt geworden sind, und das zum Teil in Jahrhunderten, in denen die durchschnittliche

Lebenserwartung unter 40 Jahren lag. Bemerkenswert ist vielmehr, dass die meisten von ihnen buchstäblich bis zum letzten Atemzug künstlerisch aktiv und produktiv geblieben sind. Auch hierfür einige Beispiele:

◇ Goethe vollendete mit 80 seinen Faust.
◇ Verdi schrieb mit Ende 70 zwei seiner wichtigsten Opern, den Otello und den Falstaff.
◇ Monet entwickelte im gleichen Alter den Impressionismus mit seinen Seerosenbildern bis an die Grenze der Abstraktion weiter.

Was ist das Geheimnis der Langlebigkeit vieler Künstler? In erster Linie wohl die Tatsache, dass sie niemals aufhören, neugierig zu sein, dass sie sich ständig produktiv und kreativ mit ihrer Umwelt auseinandersetzen, dass sie sich niemals in die Rolle des lediglich Konsumierenden abdrängen lassen. Künstler gehen nicht in Ruhestand. Mit 65 legt kein wahrer Schriftsteller die Feder zur Seite, kein Maler räumt seine Staffelei in den Keller, kein Musiker schließt sein Instrument in den Schrank. Ruhestand ist für sie vielleicht nicht unbedingt ein Verbrechen. Er ist schlichtweg keine Option.

Als Beispiel wollen wir uns zum Abschluss des Buches eine Künstlerbiografie unter Anti-Aging-Gesichtspunkten näher ansehen. Wer wäre dazu besser geeignet als der Mann, der für die Deutschen immer schon eine Vorbildfunktion hatte: Johann Wolfgang von Goethe. Auch er kannte Krisen, Rückschläge und Misserfolge. Was erfolgreiche Menschen auszeichnet, ist nicht zuletzt die Art und Weise, wie sie mit Misserfolgen umgehen.

EIN GENIE DES ALTERNS

Das Leben des Weimarer Dichterfürsten war alles andere als jenes ewige Gelingen, als das es seine frühen Biografen gerne hinstellten. Eine heftige Krise steht am Anfang von Goethes Karriere als Erfolgsschriftsteller: In Wetzlar hatte er sich in die 20-jährige Charlotte Buff verliebt. Schwärmerisch, wie der junge Goethe und sein Zeitalter waren, ging es sofort um die ganz großen Gefühle.

Sie endeten in einer Tragödie. Charlotte machte dem jugendlichen Schwärmer klar, dass sie bereits anderweitig verlobt sei. Die empfindsamen Männer des ausgehenden 18. Jahrhunderts schossen sich bei solchen Anlässen gerne mal eine Kugel in den Kopf. Doch Goethe tat etwas anderes. Er schrieb »Die Leiden des jungen Werther«, die Geschichte einer unglücklichen Liebe, die an gesellschaftlichen Konventionen zerbricht. Der Titelheld Werther, der unverkennbar Goethes Züge trägt, schießt sich am Ende tatsächlich eine Kugel in den Kopf. Für Goethe endete die Geschichte erfreulicher. Sein

Gleich gestimmte Herzen, ewige Liebe, ein gemeinsames Leben – nicht alle »Knabenmorgenblütenträume« reifen.

»Werther« wurde zum Sensationsbestseller, Goethe über Nacht zum literarischen Superstar. In dem Schicksal Werthers fand sich eine ganze Generation wieder. Manche waren von dem Romanschicksal so ergriffen, dass sie sich ihrerseits eine Kugel in den Kopf schossen.

Goethe selbst hatte Besseres zu tun. Er machte sich auf zu neuen Abenteuern. Die führten ihn bekanntlich schon bald an den Weimarer Hof. Hoch angesehen und hoch bezahlt wandelte sich der ehemalige Stürmer und Dränger immer mehr zum Dichterfürsten. Nicht zuletzt wandelte er sich auch zum Genussmenschen. Gutes Essen und Trinken war sein ganzes Leben über wichtig.

Vor allem war er auch ein passionierter Weintrinker. Das zeigen Goethes Haushaltsbücher, die vollständig erhalten sind und Einblick in seine Lebensverhältnisse geben. Für das Jahr 1829 findet sich darin unter dem Stichwort »Weinerwerb« ein Betrag, der zwanzig Prozent der Gesamtausgaben des Goetheschen Haushaltes ausmachte. Wohlgemerkt: Goethe war zur damaligen Zeit alles andere als ein Hungerleider. Nach dem Herzog Carl August galt er als der reichste Mann in Weimar.

Die wundervolle Sentenz »Das Leben ist zu kurz, um schlechten Wein zu trinken« stammt aus Goethes Feder.

Dass die hohen Ausgaben für Weinerwerb nicht nur durch Goethes zahlreiche Gäste bedingt waren, ist ebenfalls bekannt. Goethe sprach alkoholischen Getränken gerne, regelmäßig und reichlich zu. Ein bis zwei Flaschen seines geliebten Rheinweins schaffte der Großmeister locker pro Tag. Und das über Jahrzehnte. Es schadete ihm offenbar nicht. So schrieb denn auch sein dänischer Biograf Georg Brandes: »Goethe trank täglich mehr als zwei Liter Wein und wurde über 80 Jahre alt. Und niemand sage, mit einem Liter Wein hätte er zweimal so viel geschrieben und wäre doppelt so alt geworden.«

Bemerkenswert sind im schriftstellerischen Schaffen Goethes im Übrigen nicht nur der Umfang und die Qualität des Gesamtwerkes. Erstaunlich ist auch die thematische Bandbreite seiner Veröffentlichungen. Neben der rein literarischen Arbeit betätigte er sich ja auch als Naturforscher – auf so ziemlich allen Gebieten.

Goethe betrachtete im Übrigen als sein Hauptwerk nicht den Faust, sondern seine Farbenlehre. Mit der lag er zwar wie mit vielen anderen seiner naturkundlichen Theorien aus Sicht der heutigen Naturwissenschaften ziemlich daneben. Dennoch zeigt sich in diesen vielfältigen Aktivitäten Goethes ein weiteres Merkmal, das für ein erfolgreiches Altern von Bedeutung ist: eine nie versiegende Neugier und der unbändige Drang, sich ständig neues Wissen anzueignen. Es steckte halt nicht nur viel Werther in Goethe, sondern auch viel Faust. Lebenslanges Lernen war für ihn eine Selbstverständlichkeit.

Die Medizin verdankt Goethe die Entdeckung eines bis dahin unbekannten Knochens, des Zwischenkieferbeins (Os incisivum), auch bekannt als Goethebein.

Ein lebenslanges Interesse bewahrte sich der Genussmensch Goethe auch für die Liebeleien, Amouren, größere und kleinere Affären. Sie inspirierten ihn zu vielen literarischen Werken und sorgten nicht zuletzt auch für einen späten Höhepunkt in seiner Biografie.

Als Goethe in Weimar Gefahr läuft, allzu sehr zu seinem eigenen Denkmal und zu einem etwas pompösen Langweiler zu werden, wagt er noch einmal einen radikalen Schritt. Er versucht es mit der ultimativen Anti-Aging-Strategie älterer Männer und bändelt mit einem ganz jungen Mädchen an. In Marienbad war ihm die ebenso intelligente wie lebenslustige Ulrike von Levetzow aufgefallen. Die genießt es, am Arm des weltbekannten Schriftstellers durch den Kurort zu flanieren und bei den abendlichen Festen an seiner Seite zu sitzen. Was Goethe in seinen Ambitionen durchaus ermuntert. In aller Form macht unser Dichter dem jungen Mädchen einen Heiratsantrag. Goethe stand einen Tag vor seinem 74. Geburtstag. Ulrike von Levetzow war 19. Der Teenager gibt dem Meister einen Korb, was diesen zutiefst erschüttert. Er erlebte auf seine alten Tage noch einmal einen Werther-Moment. Sein übereilter Aufbruch nach Weimar glich fast einer Flucht. Noch während der Fahrt in der Kutsche schreibt er die »Marienbader Elegie«, eines seiner schönsten und ergreifendsten Gedichte: Was im Leben misslingt, das gelingt als Literatur.

Goethe ist durchaus auch ein Beispiel für die positiven Kräfte, die das Prinzip Hormesis freisetzen kann.

Das Leben ist kein Ponyhof, es ist ein Abenteuertrip. Wir brauchen Anregung. Mehr noch: Wir brauchen Stressreize. Sie halten uns lebendig und kreativ. Es mag sein, dass ein Schiff dann am wenigsten gefährdet ist, wenn es geschützt im heimischen Hafen liegt. Dafür wurde es aber nicht gebaut.

Nun höre ich natürlich bereits die Einwände kommen: Goethe war ein Jahrhundertgenie. Wie kann man sich so jemanden zum Vorbild nehmen? Nun gut: Niemand verlangt von Ihnen, dass Sie auf kongeniale Weise »Faust, der Tragödie dritter Teil« schreiben. Aber ein Leben lang seine Neugier auf die Welt und ihre Bewohner zu kultivieren, seinem Körper Gutes zu tun, damit der Geist gerne in ihm wohne, kreativ zu bleiben und Freude daran zu haben – all das sind Dinge, die wir durchaus von Goethe lernen können.

EIN BISSCHEN ZUKUNFTSMUSIK

> *»Nur zwei Dinge auf dieser Welt*
> *sind uns sicher:*
> *der Tod und die Steuer.«*
>
> BENJAMIN FRANKLIN

Kein Zweifel: Goethe war gut. Aber Jeanne Calment war besser. Zumindest was die Lebenserwartung angeht. Die Südfranzösin starb 1997 im Alter von 122 Jahren und ist damit Weltrekordhalterin in Sachen Langlebigkeit. Eine Spanne von 120 Jahren betrachteten Altersforscher lange als das Maximum. Während die durchschnittliche Lebenserwartung kontinuierlich ansteigt, scheint die maximale Lebenserwartung zu stagnieren. Seit 1997 ist jedenfalls niemand älter geworden als Jeanne Calment.

Das könnte sich bald ändern. Weltweit gibt es derzeit einen Boom an Forschung, die sich mit den Themen Altern, Langlebigkeit und Lebensverlängerung beschäftigt. Das Ziel sind dabei nicht ein paar zusätzliche Jahre bei guter Gesundheit. Auf der Agenda steht nicht mehr und nicht weniger als die Abschaffung des Alterns an sich. Vorreiter ist dabei der größte, reichste und innovativste Konzern der Welt. Google gründete 2013 seine Tochterfirma Calico (California Life Company). Die hat eine klar definierte Aufgabe: den Tod abzuschaffen.

MOONSHOT PROJECTS ...

... das sind Innovationen, welche die Welt verändern. Darunter macht man es im Silicon Valley nicht.

Ob und wann Calico mit einem »Medikament gegen das Altern« auf den Markt kommt, vermag derzeit noch niemand zu sagen. Auch anderen Firmen im Silicon Valley gilt das Thema radikale Lebensverlängerung als »The next big Thing«. Venture-Kapitalisten wie der Multimilliardär Peter Thiel investieren massiv in entsprechende Start-up-Unternehmen und der Technovisionär Elon Musk träumt längst nicht mehr nur von Elektroautos, Raumfahrttourismus und von der Besiedelung des Mars. Die Unsterblichkeit steht bei ihm inzwischen ganz oben auf dem Programm. Nicht zuletzt steigen auch die Asiaten, insbesondere die Chinesen, mit viel Engagement und viel Geld in das Thema ein.

Wir erleben derzeit im Bereich der Biowissenschaften Fortschritte, die sich nicht zuletzt auch auf unsere Lebenserwartung massiv auswirken werden. Stammzelltechnologien, Gewebe- und Organzüchtungen sowie genetische Therapien läuten derzeit den Wandel von der präventiven zur regenerativen Medizin ein. Altern wird wahrscheinlich schon bald zu einer behandelbaren Erkrankung. Das wird die Lebenserwartung beträchtlich verlängern. Jeanne Calment wird den Rekord nicht mehr lange halten können.

Die Abschaffung des Alterns ist allerdings nicht gleichzusetzen mit Unsterblichkeit. Die wird im Zusammenhang mit den neuen Technologien und den Fortschritten der Anti-Aging-Medizin zwar von vielen

Medien immer wieder verkündet. Dennoch bleibt festzuhalten: Auch die Unsterblichkeit dauert nicht ewig. Selbst wer nicht altert, der wird irgendwann sterben. Spätestens, wenn ihn ein Bus überrollt, er mit dem Flugzeug abstürzt oder ein durchgeknallter Salafist ihn in die Luft sprengt, ist auch für den engagiertesten Vertreter der »Radical Life Extension« Schluss mit lebendig.

Und das ist auch gut so. Denn seien wir ehrlich: Wollen wir tatsächlich ewig leben? Zum einen ist die Ewigkeit ja in der Tat eine sehr lange Zeit. Vor allem gegen Ende hin zieht es sich. Zum anderen entfalten viele Dinge doch nicht zuletzt dadurch ihren Reiz, dass sie endlich sind. Was im Übrigen auch für Genüsse gilt. Ein gutes Essen darf gerne auch einmal ein paar Gänge mehr haben. Irgendwann allerdings muss es dann auch mit einem Dessert abschließen. Wer möchte ein Buch lesen,

Es ist nicht vorbei, bevor die dicke Dame gesungen hat, aber wenn der Schiri abpfeift, ist das Spiel zu Ende.

das niemals endet? Eine Symphonie hören, die zu keinem Abschluss kommt? Und der Fußballfan weiß: Die Nachspielzeit ist oft die spannendste. Aber auch die ist irgendwann zu Ende. Fußballweisheit ist Lebensweisheit.

Die gegenwärtige Altersforschung wird es immer mehr Menschen ermöglichen, die gesamte Lebensspielzeit auszukosten, ohne dass uns in der zweiten Hälfte die Puste ausgeht. Auch eine üppige Nachspielzeit ist absehbar. Dass dann irgendwann doch einmal Schluss ist, wird wohl nur wenige traurig stimmen. Denn bis dahin bleibt uns noch viel Zeit. Wie es aussieht, können wir die sogar bei guter Gesundheit verleben. Das sollten wir genießen.

QUELLENVERZEICHNIS

1 P. Clarys, T. Deliens, I. Huybrechts et al., Comparison of Nutritional Quality of the Vegan, Vegetarian, Semi-Vegetarian, Pesco-Vegetarian and Omnivorous Diet; Nutrients 2014 Mar; 6(3): 1318–1332

2 M. Orlich, PN. Singh, J. Sabaté et al., Vegetarian Dietary Patterns and Mortality in Adventist Health Study 2; JAMA Intern Med. 2013 Jul; 173(13): 1230–1238

3 PN. Appleby, FL. Crowe, K. Bradbury et al., Mortality in vegetarians and comparable nonvegetarians in the United Kingdom; AM J Clin Nutr. 2016 Jan; 103(1): 218–230

4 G. Critser, Fat Land – How Americans Became the Fattest People in the World; Houghton Mifflin Co 2003

5 A. Sharma, A. Vallakati, AJ. Einstein et al., Relationship of Body Mass Index With Total Mortality, Cardiovascular Mortality, and Myocardial Infarction After Coronary Revascularization: Evidence From a Meta-analysis; Mayo Clinic Proceedings, Aug 2014; 89(8): 1080–1100

6 JA. Mattison, RJ. Colman, TM. Beasley et al., Caloric restriction improves health and survival of rhesus monkeys; Nature Communications 8, 2017, Article number: 140637

7 BP. Hubbard, DA. Sinclair, Small molecule SIRT 1 activators for the treatment of aging and age-related diseases; Trends Pharmacol Sci., Mar 2014; 35(3): 146–154

8 B. Kleine-Gunk, A. Cavelius, T. Dusy, Abnehmen mit Sirtfood, Gräfe und Unzer Verlag, 2017

9 R. Poole, OJ. Kennedy, P. Roderick et al., Coffee consumption and health: umbrella review of meta-analyses of multiple health outcomes; BMJ 2018; 360

10 M. Strupf et al., Epidemiologischer Suchtsurvey 2015; München: IFT Institut für Therapieforschung, 2017

11 S. Bell et al., Association between clinically recorded alcohol consumption and initial presentation of 12 cardiovascular diseases: population based cohort study using linked health records; BMJ 2017; 356: j909

12 M. Liu, PE. Hansen, G. Wang et al., Pharmacological profile of xanthohumol, a prenylated flavonoid from hops (Humulus lupulus). Molecules. 2015; 20: 754–779

13 SS. Mahmood, D. Levy et al., The Framingham Heart Study and the epidemiology of cardiovascular disease: a historical perspective; The Lancet, 2014; 15: 9921–9999

14 LE. Lowry, WA. Zehrin, Potentiation of Natural Killer Cells for Cancer Immunotherapy: A Review of Literature; Front Immunol., 2017; 8: 1061

15 M. Ristow, Unraveling the Truth About Antioxidants: Mitohormesis explains ROS-induced health benefits; Nature Medicine, 2014; 20, 709–711

16 GM. Cooney, K. Dwan, CA. Greig et al., Exercise for depression, The Cochrane Library; 2013, Issue 9

17 KM. Diaz, VJ. Howard, B. Hutto et al., Patterns of Sedentary Behavior and Mortality in U.S. Middle-Aged and Older Adults: A National Cohort Study; Ann Intern Med., Oct 2017; 167(7): 465–475

18 A. Pols, Gaming Trend in Deutschland; Bitkom, 29.7.2015

19 SN. Blair, Physical fitness and all-causes mortality. A prospective study of healthy men and women; JAMA, 1989; 262: 2395–2401

20 Diet, Nutrition and the Prevention of Chronic Diseases; WHO Technical Report Series Nr. 916, Genf 2003

21 L. Xie, H. Kang, Q. Xu et al., Sleep Drives Metabolite Clearance from the Adult Brain; Science, Oct 2013; 342(18): 6156

22 G. Póvoa, LM. Diniz, Growth hormone system: skin interactions; An Bras Dermatol., Nov/Dec 2011; 86(6): 1159–1165

23 KL. Knutson, E. Van Cauter, Associations between sleep loss and increased risk of obesity and diabetes; Ann N Y Acad Sci. 2008; 1129: 287–304

24 D. Léger, F. Beck, JB. Richard et al., The Risks of Sleeping Too Much. Survey of a National Representative Sample of 24671 Adults (INES Health Barometer); PLoS One, 2014; 9(9): e106950

25 E van der Helm, P. Matthew, P. Walker; Overnight Therapy? The Role of Sleep in Emotional Brain Processing; Psychol Bull. Sep 2009; 135(5): 731–748

26 T. Kirkwood, Zeit unseres Lebens – Warum Altern biologisch unnötig ist; Aufbau-Verlag, 2000

27 KM. Kendrick, Oxytocin, motherhood and bonding, Exp Physiol. Mar 2000; 85 Spec No: 111S–124S

28 F. Purchiaroni, A. Tortora, M. Gabrielli et al., The Role of intestinal microbiota and immune system; Eur Rev Med Pharmacol Sci., Feb 2013; 17(3): 323–333

29 T. Eisenberg, M. Abdellatif, S. Schroeder et al.; Cardioprotection and lifespan extension by the natural polyamine spermidine; Nat Med., Dec 2016; 22(12): 1428–1438

30 MF. Leitzmann, EA. Platz, MJ. Stampfer et al; Ejaculation Frequency and Subsequent Risk of Prostate Cancer; Jama, April, 2004; 291(13): 1578–1586

31 G. Barbara, F. Facchin, L. Buggio et al., Vaginal rejuvenation: current perspectives; Int. J. Womens' Health 2017; 9, 513–519

32 P. Sandroni, Aphrodisiacs past and present: a historical review; Clin Auton Res., Oct 2001; 11(5): 303–307

33 M. Cuadrado-Tejedor, I. Hervias, A. Ricobaraza et al., Sildenafil restores cognitive function without affecting ß-amyloid burden in a mouse model of Alzheimer's disease; Br J Pharmacol., Dec 2011; 164(8): 2029–2041

34 R. Friebe, Das Prinzip der Widerstandskraft – Hormesis: Wie Stress und Gift uns stärker machen; dtv 2017

35 W. Hof, K. de Jong, Die Kraft der Kälte; Riva, 2016

36 P. Bracht, Intervallfasten: Für ein langes Leben – schlank und gesund; Gräfe und Unzer Verlag, 2018

37 J. H. Reichholf, Warum die Menschen sesshaft wurden; Fischer Taschenbuch, 2010

38 VI. Lushchak, Dissection of the Hormetic Curve: Analysis of Components and Mechanisms; Dose Response, Jul 2014; 12(3): 466–476

39 WP. Kaschka, D. Korczak, K. Broich, Modediagnose Burn-Out; Dtsch Ärztebl. Int., 2011; 208(46): 781–787

40 JB. Hurst, JW. Shepard, The dynamic of plant closings: An extended emotional roller coaster ride; Journal on Counseling & Development; 64(6): 401–405

41 A. Antonovsky, The structure and properties of the sense of coherence scale; Social Science & Medicine, 1993; 36(6): 725–733

42 DA. Snowden, PhD, Aging and Alzheimer`s Disease: Lessons from the Nun Study; The Gerontologist, 37(2): 150–156

43 N. Diodge, Neustart im Kopf: Wie sich unser Gehirn selbst repariert; Campus Verlag, 2017

44 M. Lenzen-Schulte, Alzheimer-Therapie: Antidementiva scheitern reihenweise; Dtsch Ärztebl., 2018; 115(5)

45 M. Luy, Ursachen der Geschlechterdifferenz in der Lebenserwartung. Erkenntnisse aus der Klosterstudie; Swiss Medical Forum, 2011; 11(35): 580–583

46 A. Garthe, I. Roeder, G. Kempermann, Mice in an enriched environment learn more flexibly because of adult hippocampal neurogenesis; Hippocampus, Feb 2016; 26(2): 261–271

47 S. Lehrl, Brain-Tuning; Business Village, 2016

48 K. Beyreuther et al., Demenzen, Grundlagen und Klinik; Thieme, 2002

49 G. Benn, Altern als Problem für Künstler; Alexander Verlag, 2006

LITERATURHINWEISE

Bernd Kleine-Gunk: 15 Jahre länger leben, GRÄFE UND UNZER VERLAG

Bernd Kleine-Gunk: Entspannt durch die Wechseljahre, GRÄFE UND UNZER VERLAG

Bernd Kleine-Gunk, Anna Cavelius, Tanja Dusy: Abnehmen mit Sirtfood. Gesünder essen und besser leben mit dem Schutzenzym Sirtuin, GRÄFE UND UNZER VERLAG

Petra Bracht: Intervallfasten, GRÄFE UND UNZER VERLAG

Das große Buch vom Fisch, Teubner

Kent Haruf: Unsere Seelen bei Nacht, Diogenes

Gunther Hirschfelder, Manuel Trummer: Bier. Eine Geschichte von der Steinzeit bis heute, Theiss

Hugh Johnson: Der Weinatlas, Hallwag

Martin Kintrup: Heute veggie, morgen Fleisch: Klassische und neue Rezepte für Teilzeit-Vegetarier, GRÄFE UND UNZER VERLAG

Sebastian Kneipp: Meine Wasserkur, Ehrenwirth Verlag

Margit Kunzke, Günter Beer: Andalusien. Küche & Kultur, GRÄFE UND UNZER VERLAG

Karine Lambert: Und jetzt lass uns tanzen, Diana Verlag

Elisabeth Lange: Paleo-Diät für Einsteiger, GRÄFE UND UNZER VERLAG

Irene Lang-Reeves, Thomas Villinger: Beckenboden-Training (Buch mit CD), GRÄFE UND UNZER VERLAG

John Lewis: Ein Stück Land, DuMont Buchverlag

Prentice Mulford: Unfug des Lebens und des Sterbens, Fischer Taschenbuch

Monika Murphy-Witt, Franz Moesl: Fasten-Yoga GRÄFE UND UNZER VERLAG

Christoph Quarch: Der kleine Alltagsphilosoph, GRÄFE UND UNZER VERLAG

Howard Rheingold, Stephen LaBerge: Träume, was du träumen willst, mvg-Verlag

Cornelia Schinharl: Italien. Küche & Kultur, GRÄFE UND UNZER VERLAG

Cornelia Schinharl, Birgit Rademacker: Toskana, Umbrien und die Marken. Küche & Kultur, GRÄFE UND UNZER VERLAG

David Snowdon: Aging with Grace, Fourth Estate Ltd.

Billy Sperlich, Thorsten Dargatz: Laufen. Das Einsteigerbuch, GRÄFE UND UNZER VERLAG

IMPRESSUM

© 2018 GRÄFE UND UNZER VERLAG GmbH, München.
Alle Rechte vorbehalten. Nachdruck, auch auszugsweise, sowie Verbreitung durch Bild, Funk, Fernsehen und Internet, durch fotomechanische Wiedergabe, Tonträger und Datenverarbeitungssysteme jeder Art nur mit schriftlicher Genehmigung des Verlages.

Projektleitung: Silvia Herzog

Lektorat: Barbara Kohl

Layout & Umschlaggestaltung: independent Medien-DesignGmbH, Horst Moser, München

Herstellung: Petra Roth

Satz: Uhl + Massopust, Aalen

Repro: Repro Ludwig, Zell am See

Druck und Bindung: CPI books GmbH, Ulm

Printed in Germany

ISBN 978-3-8338-6707-1

1. Auflage 2018

Bildnachweis:
Cover: Getty Images; Hintergrund der Aufmacher: iStock; Autorenfoto: Privat

Syndication: ww.seasons.agency

Die **GU Homepage** finden Sie unter **www.gu.de**.

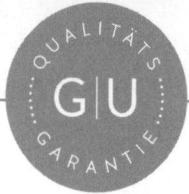

LIEBE LESERINNEN UND LESER,

wir wollen Ihnen mit diesem Buch Informationen und Anregungen geben, um Ihnen das Leben zu erleichtern oder Sie zu inspirieren, Neues auszuprobieren. Wir achten bei der Erstellung unserer Bücher auf Aktualität und stellen höchste Ansprüche an Inhalt und Gestaltung. Alle Anleitungen und Rezepte werden von unseren Autoren, jeweils Experten auf ihren Gebieten, gewissenhaft erstellt und von unseren Redakteuren/innen mit größter Sorgfalt ausgewählt und geprüft.

Haben wir Ihre Erwartungen erfüllt? Sind Sie mit diesem Buch und seinen Inhalten zufrieden? Haben Sie weitere Fragen zu diesem Thema? Wir freuen uns auf Ihre Rückmeldung, auf Lob, Kritik und Anregungen, damit wir für Sie immer besser werden können. Und wir freuen uns, wenn Sie diesen Titel weiterempfehlen, in Ihrem Freundeskreis oder bei Ihrem online-Kauf.

Sollten wir Ihre Erwartungen so gar nicht erfüllt haben, tauschen wir Ihnen Ihr Buch jederzeit gegen ein gleichwertiges zum gleichen oder ähnlichen Thema um.

KONTAKT
GRÄFE UND UNZER VERLAG
Leserservice
Postfach 86 03 13
81630 München
E-Mail: leserservice@graefe-und-unzer.de
Telefon: 00800 / 72 37 33 33*
Telefax: 00800 / 50 12 05 44*
Mo–Do: 9.00–17.00 Uhr
Fr: 9.00–16.00 Uhr (*gebührenfrei in D,A,CH)

Der Autor:

Prof. Dr. med. Bernd Kleine-Gunk zählt zu den weltweit führenden Anti-Aging-Medizinern. Er ist Herausgeber

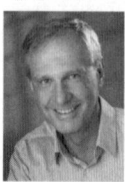

des ersten deutschen Fachbuches für Anti-Aging Medizin und Präsident der German Society of Anti-Aging Medicine (GSAAM), mit 1200 Ärzten die größte Anti-Aging-Gesellschaft Europas. Im Inland und Ausland veranstaltet er regelmäßig Kongresse, Seminare und Fortbildungen zu den entsprechenden Themen. Zu seinen aktuellen Projekten gehört die Beratung der chinesischen Regierung bezüglich sogenannter Health Cities, in deren Errichtung die neuesten Erkenntnisse der Präventivmedizin einfließen.

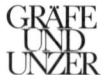 www.facebook.com/gu.verlag

GRÄFE UND UNZER

Ein Unternehmen der
GANSKE VERLAGSGRUPPE